|第2版|

対話でリカバリーを支える

ストレングスモデル実践活用術

Web 動画付

萱間真美

国立看護大学校長

医学書院

◎著者紹介

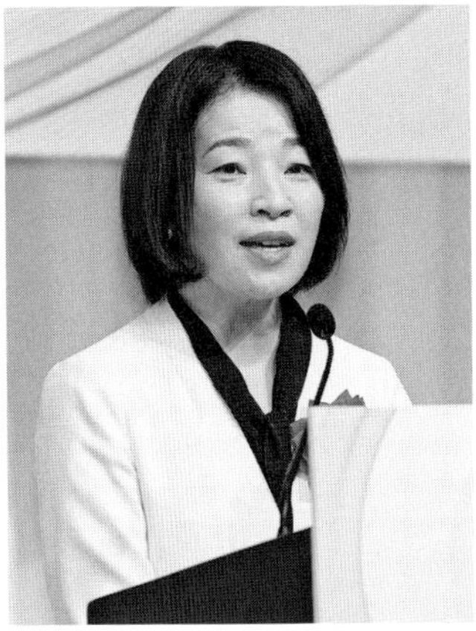

萱間 真美（かやま・まみ）

国立看護大学校長。1986年聖路加看護大学卒。91年同大学大学院修士課程修了。97年英国ニューカッスル大学客員フェロー、98年東京大学大学院医学系研究科博士課程修了。

長谷川病院看護師、東京都精神医学総合研究所研究員、東京大学大学院助教授、聖路加国際大学大学院看護学研究科精神看護学教授（聖路加国際病院訪問看護ステーション看護師兼務）を経て、2022年4月より現職。聖路加国際大学名誉教授。精神科訪問看護の制度、効果、アウトリーチ推進事業などの研究に取り組む。訪問看護師の悩み相談やコロナ禍の看護師へのメール相談活動にあたっている。著書に『ストレングスからみた精神看護過程』（医学書院）、『精神看護学Ⅰ・Ⅱ 第3版』（南江堂）、『精神科訪問看護テキスト』（中央法規）など多数。

対話でリカバリーを支える
ストレングスモデル実践活用術

発　行　2016年6月1日　第1版第1刷
　　　　2023年6月15日　第1版第7刷
　　　　2024年5月15日　第2版第1刷©

著　者　萱間真美

発行者　株式会社　医学書院
　　　　代表取締役　金原　俊
　　　　〒113-8719　東京都文京区本郷1-28-23
　　　　電話　03-3817-5600(社内案内)

印刷・製本　アイワード

ISBN978-4-260-05619-9

ストレングス・マッピングシートその後：第２版まえがき

2016年の本書（初版）出版から8年。精神障がい者の地域移行支援は、精神障がいにも対応した地域包括ケアの推進とともに進展しつつあります。精神障がいを持つ人を地域で支えるために2012年に新設された訪問看護ステーションからの精神科訪問看護を対象とする診療報酬、精神科訪問看護基本療養費は、利用者の大幅な増加をみています。

本書は、当時は精神科医療施設から地域に移行しようとする精神障がい者と、その支援にあたる病棟看護師をイメージして書いた本でした。しかし、現在では地域で支援にあたる訪問看護スタッフや、医療につながる前に行政が提供するアウトリーチケアに従事する様々な職種のスタッフにも活用いただいています。著者にとって、それは望外の喜びです。

初版の発行当初、ストレングス・マッピングシートが使われる自信は持てずにいました。なぜ活用が進んだのでしょう。

今、当事者と支援者の間で日々紡がれていく対話がとても大切だからだと思います。もちろん精神科看護の場では、体のケアをしながら、毎日生きていくことへの共感やいたわりの気持ちを伝えることもあります。でもそのような関係に至る前、また、信頼を得るためには、支援者が当事者を脅かす存在ではないことや、当事者の気持ちや考えを伺って、それを大切にしたいと思っていることを伝えるための対話、言葉を用いたやりとりの時間が必要です。

ストレングス・マッピングシートは、その対話の話題として使えます。記入項目のならびが、対話の方向を提案しており、こんな単語、言い回しを使うと当事者のストレングスを探せることを示すものでもあります。

今回の改訂では、地域で暮らす精神障がい者や家族、関係者との対話にも焦点を当て、対話についての内容を追加することにしました。また、スタッフ教育や基礎教育でストレングスモデルを活用する動きの進展をふまえて、病棟での地域移行に向けた対話やアセスメントに活用していただくための記録様式、電子カルテを用いた活用方法についても触れました。

あなたが何をしたいのか、私でよかったら聞きますよ、と言えたらいいなと思うのです。うまく聞けるかとか、妄想の話にどう対応したらいいかとか、せっかく話してくれた気持ちに応えられるだろうかとか、様々な恐れや緊張を持ちながら言葉をかける支援者の背中を、お話を聞いてみようよと、そっと支えられる本として使っていただけることを、願っています。

2024年3月

萱間 真美

初版まえがき

受け持ち患者さんが“夢”を語ったら、あなたはどうするだろう。

あなたが受け持つ田中さんは、夢が3つあると語ってくれた。「退院して、アパートに住み続けたい」。これは、入院する直前までアパートで暮らしていた田中さんにとって、とても現実的な夢だ。看護計画を立てるのにもすぐに役立ちそうである。どうすれば今後入院しないで済むかを、一緒に考えればいい。

2つ目は「自分の車がほしい」だそうだ。ここで看護師の頭の中には疑問符が浮かぶ。生活保護を受けていて、今仕事をしていない彼に、これは可能なのだろうか。実現性の低そうな夢に、看護師としてどう反応したらいいのだろうか。

3つ目は、「いつか、自分の家がほしい」と言う。ここで、看護師の頭には赤信号がともる。これでは看護計画が立てられない。立てたとしても、全く現実的でないものになってしまう。本気で家を建てられると思っているとしたら……妄想かもしれない！？

看護師は焦る――このまま書くのはだめだ。看護過程の学習時に学んだではないか。看護目標は、「短期間で実現可能なもの」を書くべきであり、「客観的にも測定可能な行動や行動の結果」を「1つだけ」書くのだと。もしこのまま実現不可能な夢を書いて看護計画や目標を立てたら、一からやり直しだ……。

そうだ。実現可能な目標を、患者さんがやる気をなくさないように注意しながら一緒に考えればいいんだ。

「そうですか。では、夢がどうしたら実現できるか一緒に考えましょう。退院したらアパートに住み続けたい。これは、どうしたらそのようにできるか、考えられますね」

「はい」

「車と家については……田中さん、今は生活保護を受けていらっしゃいますよね。貯金をして何かを買うためには、まずは生活保護を受けなくても済むようになることが必要です。そのためには何をしたらいいと思いますか？」

「いや……（すぐにどうこうしたい、ということではなくて、ただの車好きなだけなんだけれど）」

「車や家を買うためには、まず働いて資金を作らないといけませんよね。働くためには、朝起きて仕事に行かなくてはなりませんね。あ、田中さんは朝起きるのは苦手ですよね。よく朝ごはんを食べないままにしてしまっていますよね。そうだ！病棟の朝ごはんの時間にちゃんと毎日起きられるようになれば、仕事に行くのにつながりますね。じゃあ、とりあえずの目標は、毎日病棟の朝ごはんまでに起きて、きちんと食べるということにしましょう（すごい。これなら観察可能な行動が入っていて、短期間でも達成が可能だ）」

「僕は、ここの病棟の朝ごはんは美味しくないと思います。食べたいとは一言も言っていません」

さて、どこからボタンが掛け違ったのだろうか。状況の詳細は違えど、このような会話を私たち看護師は日常的にしてしまっていないだろうか。

看護師は、とにかく受け入れられる看護計画の形にしなくてはならないと焦る。誰に受け入れられたいのだろう。リーダー？　プリセプター？　筆者はこれを「看護師の自動翻訳装置」と呼ぶ。患者さんが語る言葉を無断で言い換え、”病棟の中という空間内”で、”看護師の価値観”で、”看護師が観察可能な行動”つまり「看護計画用語」に翻訳していく。

そうして看護計画が立てられたことにほっとしたとき、目の前にいる患者さんの顔はもう見えていないのかもしれない。

★

本書でテーマとする「ストレングス」は、一体、何だろうか。

私たちも田中さんと同じように、漠然とした夢や、遠い将来への希望を持っている。こうありたいと願う自分像がある。もちろん現実に目を向ければ、順調に形になっているとは言えない。いや全然形にはなっていない。だけど、「いつか」という思いが、自分の毎日を支えている。落ち込むことがあっても、それに向けてならば明日に向けて生きる「意欲」がわいてくる――それが、その人のストレングスだ。

疾患を持ち、精神科病棟に入院したという理由だけで、それらをいつも「実現可能かどうか」他者から評価され、他者の言葉によって言い換えられるいわれはない。私だったらその人との話し合いそのものを拒否し、人とのかかわりをあきらめてしまうかもしれない。

患者さんからケアを拒否される、利用者さんから訪問を断られる、看護師は頑張っているのに状況がまったくよくならない――これらの「行き詰まり感」は、実はここから始まっていたのではないだろうか。

目の前の患者さんがくり返す再発や、症状がなかなか改善しないことに、私たち看護師が絶望してしまうことも多い。その絶望感が、せっかく語られた未来への関心を奪い、疑わせる。

★

田中さんの夢を、もう一度振り返ってみよう。生活保護を受けている田中さんは、車と家を持ちたいという夢を持っている。それは一見、非現実的かもしれないが、しっかりとしたステップがあり、最初に考えていることは地域生活の安定、そしていつかは「車」や「家」という心の支えとなる夢なのだ。

退院支援やリカバリーをめざした支援をするときに看護師がすべきことは、自動翻訳装置を意識的にオフにすることだ。

そして実は、今、私たち看護師がかかえる行き詰まり感は、この自動翻訳装置をオフにすることによって楽になる。その方法が、本書で紹介する「看護師ならではのストレングスモデル」の実践だ。

さて、自動翻訳装置の発動は、実は看護師だけの話ではない。支えるべき対象者を取り囲む専門職、多職種チーム全員の課題だ。

まずは「その人」の言うことを、遮らないで、言い換えないで、心配しすぎないで、最後まで聞いてみることから始めよう。その人はきっと、自分の話をあっという間に専門用語に言い換えるスタッフよりも、はらはらしながらも最後まで聞いて、ときには一緒に面白がってくれるスタッフを、リカバリー・退院支援の旅の伴走者として信頼してくれるはずだ。

2016年6月

萱間 真美

目次

［カバー作品］彫刻：沢田英男　写真：中村紋子　装丁：高見清史（view from above）

Web付録のご案内

下記のQRコードもしくはURLよりサイトにアクセスしてください。

https://www.igaku-shoin.co.jp/book/detail/115139/appendix
シリアル番号：taiwa2024

◦動画はPC、タブレット端末、スマートフォン（iOS、Android）でご覧いただけます。
◦本Webサイトの利用ライセンスは、本書1冊につき1つ、個人所有者1名に対して与えられるものです。第三者へのシリアル番号の提供・開示は固く禁じます。また図書館・図書施設など複数人の利用を前提とする場合には、本Webサイトを利用することはできません。不正利用が確認された場合は、閲覧できなくなる可能性があります。
◦動画再生・ファイルダウンロードの際の通信料は読者の方のご負担となります。
◦動画は予告なしに変更・修正が行われること、また配信を停止することがございます。ご了承ください。
◦動画は書籍の付録のため、ユーザーサポートの対象外とさせていただいております。ご了承ください。
◦動画には音声もありますので、再生する際は周囲の環境にご注意ください。

Web動画

本書で解説されているストレングス・マッピングシートを用いた対話の様子を収録しました。一連の対話をそのままご覧になる場合は「対話の流れがわかる完全版」を、どのような配慮と技術があるのかを意識しながらご覧になる場合は「対話のポイントとスキルがわかる編集版」をご視聴ください。さらに、解説として「動画でみる対話の技術とアセスメント・フィードバックのポイント」をご活用ください（p.77）。動画中に出てくるストレングス・マッピングシートもPDFで収載しています。

【ストレングス・マッピングシートを用いての対話】
・対話の流れがわかる完全版　full ver.
・対話のポイントとスキルがわかる編集版　short ver.
※同一の対話を、2通りのバージョンに作成したものです。

ストレングス・マッピングシート

本書p.126に掲載されている付録のストレングス・マッピングシートの、PDFおよびWordファイルをダウンロードしてご利用いただけます。

ストレングス・マッピングシートは原則、情報の伝わりやすい手書きを推奨いたします（p.91）。システム等の状況に応じて入力してお使いください。

◦このストレングス・マッピングシートは、診療・研究のための使用に限りダウンロードしてお使いいただけます。文言や枠の位置などを改変されないよう、ご注意ください。ただし、研究発表や論文にされる際には、二次利用・転載許諾を著者および出版社へ申請いただき、出典を明記することをお願い申し上げます。
◦ストレングス・マッピングシートを電子カルテ内で使用される場合は、出版社にご連絡ください。

第1章

対話でリカバリーを支える ストレングスモデルとは

ストレングスモデルの必要性
――当事者との対話で強みを発見する

慢性の疾患がある人を地域で支えるモデルが必要に

看護師は、問題解決モデルである看護過程の教育を受けてきた。病院では、意識障害のある人や精神運動興奮のある人、感染症や外傷を被った人などが治療を受けている。医療における問題解決モデルは、こうした人たちに対し、生命を脅かす問題やその可能性をアセスメントし、悪化を防ぎ、身体的な危機を乗り越えるために発展してきた。

しかし、このモデルは慢性疾患や永続する障害では、必ずしも有効ではないことが指摘されている。問題と問題が起こりうるすべての可能性を見つけて解決するという考え方では、多様な環境で長く続く療養生活を支えることは難しい。それらが完全に治癒し、問題が全くなくなる例はほとんどない。

薬物療法の進歩の恩恵を受けて、精神疾患がある人も、症状をコントロールしつつ、疾患と長い期間つきあっていくようになった。入院中だけでなく、地域でも医療や看護サービスを受ける。問題解決モデルが有効な急性期を過ぎ、回復して社会での療養生活を考えるときには、ケアをする側も、ストレングスモデルの視点に切り替えることが求められる時代になっているのだ。

ストレングスモデルとは何か

ストレングスモデルは、1990年代前半に米国カンザス大学の社会福祉学部教授チャールズ・A・ラップらによって提唱された障害者への支援技法で、従来のケアのとらえ方を転換するためのアプローチである。

これまで、医療における支援といえば、問題解決モデル――本人の問題に焦点を当て、それを解決するための計画を立て、実践する――が中心だった。これに対してストレングスモデルは、その焦点を当事者との対話で発見する「ストレングス＝強み」に当て、理解を深め、それを生かせる支援を組み立てていくものである。

地域包括ケア時代の看護師へのニーズ

これまで福祉領域のケースワークにおいて活用されてきたストレングスモデルを、看護師として医療にかかわる筆者が、精神看護に導入する必要性を強く感じたのには、きっかけがある。

筆者は、2011年度から3年間、厚生労働省の精神障害者アウトリーチ推進事業研究班の責任者を務めた。多職種によるアウトリーチケアの場で、「看護師であること」はすなわち次のようなイメージを持たれていた。「看護師は、当事者が自分で生活を組み立てている生活の場に、病棟での管理を持ち込んでくる」「そんな中途半端な管理的な支援は、地域ケアでは不要だ」「害になる」と。イメージだけではない。筆者は実際にいろいろな場で、何度となく面と向かって他の職種から、そう言われたことがある。

慢性疾患がある人が地域にいるのに、なぜ看護がいらないと言われてしまうのだろう。ケアを必要とする人がいて、看護師は真摯にケアをしたいのに、なぜそんなふうに言われてしまうのだろう。

しかし、これらの言葉の意味を掘り下げてみたとき、地域でサービスを受ける当事者たちも、もしかしたらそう思うことがあるのではないかと思った。「せっかく退院して、自分の家で好きなように暮らせる日が来たのに、訪問看護師が家に来て、私のできないこと（問題点）ばかりを指摘し続けるなんて耐えられない！」。私たち自身に置き換えて考えてみよう。自分のできないことばかりを指摘する人を、自分の家に招きたいだろうか。そんな人に、相談したいと思うだろうか。

本格的な地域包括ケア時代には、看護師も基本的な考え方としてストレングスモデルを知り、支援に用いることが必須だ。

いつまでも退院できない

ストレングスモデルの視点が必要なのは、訪問看護やアウトリーチに携わる看護師だけではない。地域包括ケアが進む中で、病院でケアをする看護師にとっても、非常に重要な視点である。ストレングスモデルの実践の話の前に、ここでもう少しだけ、“問題探し”に偏ることの弊害について考えてみたい。

問題探しを続けることは、“いつまでも退院できない”という事態を招く危険がある。慢性疾患は完治することが難しく、問題が完全になくなることは少ない。だから問題解決モデルで看護計画を立て続けようと思えば、いつまでも立てられてしまうだろう。しかし、それではいつまでも変わらないレベルで医療者のかかわりを必要とすることになってしまう。それは患者さんだけでなく、医療者側の疲弊をも招き、悪循環へつながる。

人間は誰しも多少の問題をかかえつつも、それと折り合いをつける力によってバランスをとって生きている。誰もが持っている「問題とつきあっていく力」を信じないかぎり、すべての問題が解決できない人は、ずっと退院できないことになってしまう。

さらには、入院という状況が、当事者が“できないこと”を増やしてしまう危険性もある。これは、施設症（ホスピタリズム）として長く指摘されてきた現象だ。施設症によって病院の外で暮らす力が阻害されてしまうと、社会的入院という現象

「せっかく退院して、自分の家で好きなように暮らせる日が来たのに、訪問看護師が家に来て、私のできないこと（問題点）ばかりを指摘し続けるなんて耐えられない！」

が起こる。

現在、入院医療を受けている人であっても、いろいろな出来事を経て今がある。病棟の看護師がそれまでのつながりの物語を無視して、今目の前にある（または起こりうる）問題だけに注目し、“問題を持った人”としか見なくなることは、まるで、問題の部分だけが看護師のかかわりの対象となるような錯覚をもたらしてしまうこともあるだろう。

個別的な支援を阻む

さらに「問題の特定」は、当事者の言葉ではなく、専門家の専門用語（たとえば診断用語など）で行われる。すると便宜上、個別の状況は可能なかぎり削られ、その人を表すあらゆる表現のうち、「問題」を表現するフレーズに当てはまる現象だけが見出され、取り上げられ、記録されることになる。

本人がそれまでの人生でどのように困難と闘い、努力してきたかという物語は、一切見えてこない。まるで本人が障害や疾患そのものであるかのように表現されてしまうのだ。

患者さんのことを説明するとき、「統合失調症のAさん」「発達障害があるBさん」と言うことがあるだろう。しかし、「野球の得意なAさん」でもあり、「優しくて、動物にすごく詳しいBさん」でもあるのだ。

何度も述べるが、入院生活はその人の人生のほんの一部なのであり、困難とともに過ごす社会生活のほうがはるかに長い。入院医療を脱し、地域生活にスムーズに移行するための退院支援が求められている今、病院と地域生活でのその人の「物語」が分断されてしまうことは、個別的な支援を阻むものとなりうることを忘れてはならない。

医療は悪？

問題解決モデルへの偏りには、上記のような批判もある。しかし、だからといって「医療は悪だ」と簡単に決めつけられるだろうか。ストレングスモデルと問題解決モデル（医療）は対立し、互いに排除し合うのだろうか。

ラップらのストレングスモデルの書籍では、まず医療の問題解決モデルを否定するところから説明される。しかし、当事者が現実に必要とする医療の提供は、実際問題として続く。それを完全に無視することはできないと筆者は考える。

たとえば、薬物療法はよくないと思う支援者が、その人が毎日服薬している薬を無視して、健康的な面のみにかかわったとしよう。夢や願望を見出し、それに向かって具体的な努力を始めた矢先に、見逃されていた身体症状のために当事者が倒れて具体的な行動計画に移れないような事態となったとしたら、それは本当の支援といえるだろうか。

どんな治療を受けているか、病気について医師や看護師からどう説明され、自分ではどう理解しているのかを率直に問うことが、その人のこれまでを理解しようとすることの障害になるとは思わない。薬や治療だって、夢を叶えるための助けの一部にはなるはずだ。

本人を管理するだけで、夢さえも持てない状態にするような薬物療法は確かに問題がある。しかし、本人にやりたいことがあり、ときに薬物療法の力を借りながらその夢に向かうということも、あるはずだ。

リカバリーのためには、身体のケアは不可欠であり、“夢に向かえる身体づくりをサポートすること”が、看護師の持つ独自の機能といえるだろう。

大事なのは「治療」をどうとらえるか

大切なのは、問題を見るのか健康面を見るのかという二項対立的なことではなく、現実に起こっていることを、専門家だけの視点ではなく当事者とともに見つめ、今はどの立ち位置にいるかを確認し合い、その人の夢や願望の実現に向けて統合していくことだ。それが筆者の考えるストレングスモデルと看護ケアを統合した新しいアプローチであり、本書で実践方法を紹介していくものである。

アセスメントをするときのこれまでの医療職の態度には、改めなくてはならない点が多々ある。「解決すべき問題（たとえば病識）について、当事者がわかっていないからわからせる」という態度ではいけない。病気のことでも、本人以上に本人のことを知っているなど、あり得ない。

当事者との対話により、当事者を知ること。「問題を持った当事者」と一括りにするためでなく、どんなふうに生きてきて、どんなふうに生きようと思っているのかということの一部として、本人が病気にどう向き合っているのかという情報を得ることこそが、大切なのだ。ストレングスモデルは、そのようなあり方の助けとなるものである。

ストレングスモデルを看護に——夢に向かえる“身体づくり”を応援

精神障がいがある人は様々な要因から身体合併症を持つことが多く、また平均余命が短いことが指摘されている。そのような人が、病院からスムーズに退院し、地域でも生き生きと生活していくためには、医療のかかわりも必要なのが現実であり、その点に主にかかわることができるのが、医療職である私たちだ。

リカバリーのためには、身体のケアは不可欠であり、“夢に向かえる身体づくりをサポートすること”が、看護師の持つ独自の機能といえるだろう。そもそもストレングスモデルは、疾病や受けている治療をなかったことにして、その人の強みだけに無理やり視点を向けるというものではない。それらをほんの一部だととらえるものなのである。

これからは、「対象者のストレングスを信じて働きかける」というケアモデルへの転換と、急性期からその人のストレングスに目を向けつつ、身体・精神に医療の面からもアプローチする、“看護師ならではのストレングスモデル実践”が必要とされる時代なのだ。

看護師自身へのメリット
――「こんな看護がしたい」をも叶えるストレングスモデル

看護師を支えるストレングスモデル

ストレングスモデルの考え方は、看護職自身の、対象者の回復をめぐる絶望感との闘いをも支えてくれる。患者さんたちが経験してきた人生の困難は、ときに看護師を圧倒し、どうしようもない絶望感にとらわれることがある。患者さんとともに看護師もまた絶望し、無力感を覚えることによって、患者さんのリカバリーを信じられなくなる状況が生まれる。

しかし、そこから立ち直る力は、当事者との協同作業によって、私たちの中に育むことができる。看護職自身も無力感から脱する糸口がつかめる。

新人看護師の私に届いたハガキ

新人看護師のころ、がんで転院した受け持ち患者さんから、ハガキが届いた。そこには「お前は未熟者だが、『統合失調症は、糖尿病と同じなのだから薬は飲んだほうがいい』と言われたのには説得力があった。これからも頑張れよ」と書かれていた。薬を吐き出してしまうので、この人とは服薬をめぐってよく口論していた。

そのころの私は、看護師とは一方的に励ます側だと思っていたので、「どうしてこのハガキから、こんなに強く励まされるのだろう」と不思議に思ったのを今でも覚えている。「拒薬をする人は知識が足りない」とか「拒薬をする人は病識に欠ける」とかいう上から目線の新人看護師の態度を圧倒する、矜持（誇り）というか、人としての強さを感じた。

もう二度と会えないかもしれないその人に、個人的に郵便物をやりとりしてはいけないということも気にならず、一心に返事を書いた。そのハガキに励まされたことを伝えたかった。

私がしたい看護は、相互作用のあるかかわりだった

病気があっても、自分を失わない患者さんの威厳に触れると、なぜか自分も強烈に励まされる。同じ服ばかり着ていても、部屋の中やベッドの周囲が全く片づいていなくても（あるいは、片づきすぎていても）、彼らにとって居心地のよいその空間に一緒にいると、“その人らしく生きている様子”に、励まされる。

ちょっとくらい人と違っていても、自分が思うように生きるなんて、すごいことではないか。そして彼らは、自分の人生を自ら取り戻す手段として、私たちのサービスを使いこなしている。

私たち看護師は、仕事をしていても、子どもを育てていても、人からどのように見られているかを常に気にしてしまう。評価され、いわゆる看護師らしい振る舞い

をしなくてはならないと、心をすり減らしている。

彼らの、“その人らしいあり方”を支えることとは、彼らが自分自身を放棄しないでいられるように支えることなのではないか。そしてそのことが、いつのまにか看護師という仕事を生きる自分をも支えていくのではないか。私たちがしたい看護は、一方通行で上から目線の「支える」ではなくて、患者さんを支えることが私たちの生きる土台を支えるような、そんな相互作用のあるかかわりなのではないだろうか。相互作用だから、相手を知ることから始まる。どちらかが無理をして教え導くのではなく、相互に、敬意を払い合って学び合う関係──「私がしたい看護」を、こうして言葉にできるようになったのは、訪問看護を始めて20年が経ち、様々な研究をしたり、人に出会ったりした後のことだ。

私はこれを、仲間たちに伝えなくてはならないと思う。看護の世界だけで使われている専門用語ではなく、地域で暮らす精神障がい者にかかわるときに、多くの人たちが使っている共通の言語を使って。

看護師らしいストレングスモデルを

その共通の言語（理念）が「ストレングスモデル」である。

ストレングスモデルは主に福祉やACT（Assertive Community Treatment＝包括型地域生活支援プログラム）などのアウトリーチケアの現場で使われてきたモデルであり、その人のやりたいこと（希望）や、肯定的・健康的な面をケアの資源として活用する支援方法のことである。そして、当事者と支援者との関係性や相互作用の中で、その人の人生そのものを支えていく方法である。

ストレングスモデルのめざすゴールは、リカバリー（回復）だ。リカバリーのプロセスは、よく旅にたとえられる。様々な体験をしながら、生きる時間を旅することそのものだと。

本書では、看護師ならではのストレングスモデル実践ができるよう、筆者が考案したストレングス・マッピングシートの使い方を紹介しながら、理念・原則のエッセンスを伝えていきたい。シートを使えばそれでOKというほど単純なものではないが、“シートを使って対話することで、ストレングスモデルの型が体得できる”とはいえる（空手の型のように、構えが態度をつくるという意味で）。そして、看護師がストレングス・マッピングシートを使って当事者とあきらめずに向き合うこと自体が、当事者の環境のストレングスともなりうる。

さあ、看護師らしいストレングスモデルの実践を始めよう！

ストレングスモデルの役割
――ストレングスモデルは「リカバリー」のために

人生は、リカバリーの旅である

本項では、回復にかかわる概念や支援を図にしながら明らかにし、ストレングスモデルの役割をわかりやすく説明したい。

図1に、ある人の人生の旅のリカバリー（回復）期と、看護師からの支援を示す。ラインはふにゃふにゃし、行くあてのない旅のようでもあるが，リカバリー（回復）とはこういうもので、常に回復像が明確で、直線的に右肩上がりにいくといったものではない。最短距離ではいかないし、いいときもあれば悪いときもある。治ってきたなと思ったら、具合が悪くなったりということをくり返す場合もある。

さらには前述したように、主観的なものでもある。それでも相対的に、本人も支援する側も、「いい方向に向かっているな」と思えればそれでいい。

リカバリーとは、どういうものなのか。レジリエンスを育む支援とは、どういうことなのか。そしてストレングスモデルとはリカバリーにおいて、どのように役立つものなのか。エンパワメントとは、どのような状態のことをいうのか。これらについて整理してみたい。

私たちも日々体験するリカバリー

リカバリーは“回復”と訳される。回復とは、何かを取り戻すことだ。取り戻すことによって自分が戻ってきたと思えるような何かを。

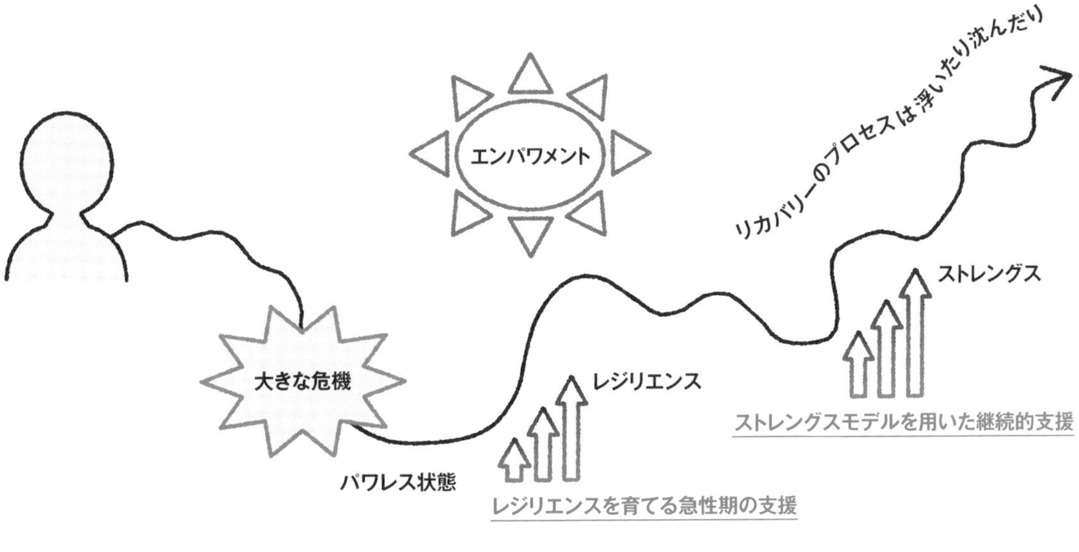

図1　ある人の人生の旅のリカバリー期と、看護師による支援プロセス

リカバリーは、私たちが日常的に体験するプロセスでもある。インフルエンザに罹ったときのことを思い出してみよう。悪寒がし、身体が震え、関節が痛む。熱が上がってきて、起きていることが難しくなる。熱に震えている間は、人と話すことさえままならない。

抗ウイルス薬を飲み、水分をとって眠ると少し熱が下がって、食事ができるようになる。まだ味はよくわからない。どうにか職場に電話をかけて、人と少し話せた。翌日起きて、お茶を飲んだ。お茶の香りがわかり、ほっとして緊張がゆるみ、やっと人心地がついた。

感染したウイルスに身体を完全に乗っ取られ、その反応に苦しんでいるとき、私たちは状況をコントロールする力を奪われている。しかし、身体が回復するにつれて、徐々に香りや味といった感覚を取り戻し、周囲にも関心を向けられるようになり、そしてようやく、周囲の物や人と、かかわることができるようになる。

客観的右肩上がりでなく、主観的リカバリー感が大事

つまり、回復といっても、リカバリーは単に傍から見て「症状がよくなる」ということだけを示しているのではない。熱が下がる、話ができるようになるといったことだけではなく、人心地がつき、感覚が戻り、自分自身が「ああ、なんとかなったな」と思えたときこそが、客観的回復とは違う主観的回復＝リカバリーなのだ。

支援者には回復しているように見えたとしても、それに本人の実感が伴っていなければリカバリーとはいえない。逆に、支援者からは停滞しているように見えたとしても、本人がその時期を過ごしていることに充足感があるのであれば、リカバリーは進んでいる。

「リカバリー（回復）を目指した支援」というと、なんとなく右肩上がりの確固とした状態を想像してしまう人もいるかもしれないがそうではなく、リカバリーとは、ときに静かに、少しずつその人に起こるものなのである。

リカバリーには支援が必要

ただし、自分自身だけでは回復したことに気づけないこともある。「顔色がよくなったね」「出勤できてよかった、もう大丈夫？」と声をかけてもらって初めて自分がインフルエンザからすっかり回復したことを実感する。

病気に罹るということは、周囲から孤立することである。私たちの記憶にも新しい、新興感染症のような疾患では、社会と接触しないことを求められた。孤立するということは物理的・心理的に支援を得られなくなることであり、社会に参加でき

なくなることだ。社会からの拒絶はさらに、どんなに本人が社会的役割を果たしたくても、それができない状況を生み出す。

リカバリーは主観的なものであり、当事者のものであるという大前提がありつつも、支援者（伴走者とでもいおうか）らとの社会的なつながりが欠かせないものなのである。

リカバリーは主観的なものであり、当事者のものであるという大前提がありつつも、支援者（伴走者とでもいおうか）らとの社会的なつながりが欠かせないものなのである。

精神障がいを持つ人のリカバリー

精神疾患を診断され、自らの行動をコントロールできなくなることや、社会からの孤立を体験した人のリカバリーは、どんなふうに起こるのだろうか。多くの当事者が自身の体験を語っている中から、モーリス・ウィークスの手記を挙げてみよう。

今はビレッジ（リカバリーを志向する共同体）のピアサポーターメンバーであるモーリスは、アルコール・薬物依存によるウォークアバウト状態（手持ちの酒や薬がなくなり、道端で寝起きしては物乞いをすること）にあったとき、ビレッジのスタッフから声をかけられた。そのスタッフから、「あなたには、人とコミュニケーションできる能力、人を恐れない能力、人を愛する能力がある」と言ってもらえたこと、違法薬物を入手しようとして逮捕されたときの裁判へのサポートをスタッフが買って出てくれたことをきっかけに、彼は、彼自身を信じられるようになったという。

そして手記の最後には、授業の一環として、小学生を相手に自分の体験（悪いことも含めて）を話したときのことが書かれている。「『いや〜ぁ、これはどうだい』私は心の中で言いましたよ。俺は先生やってるんだぜって。（中略）何人かの生徒は私のところに来て、『あなたの経験を話してくれてありがとう』と言って、私に抱きついたり、笑顔を見せてくれたんです。大事な、特別な経験でした。ワルの俺にはさよならだ……なんか、すばらしいものが心にわき上がっていました」。彼はこのようにリカバリー体験の瞬間を描いている[*1]。

慢性の病気や障害は、完全に治癒することが難しい。全く問題がなくなった状態には戻ることができない場合もある。しかし、病気を持ちながら、かけがえのない命を生き、社会で生活し、再起して、その人らしい人生を歩むことは可能だ[*2]。

リカバリーの4つの段階

リカバリーは当事者のものであるため、どのような道筋をたどるかは個別的なものであり、定められたステップはない。しかし、リカバリーを遂げた多くの人が経る段階を説明したのが、レーガンのリカバリーの4つの段階[*3]だ。レーガンは、①希望、②エンパワメント、③責任、④生活の中の有意義な役割、という段階を経ると説明している。

①「**希望**」の段階とは、自分が回復するイメージや、自分が具体的にどのようになりたいかというビジョンを持つようになるステップのこと。

②「**エンパワメント**」の段階とは、情報にアクセスができ、様々な場面で「選択」の機会を持ち、「自分に今、どんなことができるか」ということに着目できるよう誰かから激励されるステップのこと。そのとき、自分以外の誰かが、自分の可能性を信じていること、そのことを自分も知っていることが大切になる（つまりエンパワメントとは相互的なものであり、共同体験的なものである）。

③「**責任**」の段階とは、何かにチャレンジしてみて、具体的な失敗から学ぶようになるステップのこと。自分が望んだことをしてみた結果の失敗という意味で、それは病気そのものやそれによる障害への絶望とは違う。保護され、管理されているだけでは体験できないのがこのプロセスだ。

④「**生活の中の有意義な役割**」の段階とは、病気とのかかわり以外の、現実の生活の中での役割を持つようになること。役割を持つことが自ずと孤立を終わらせることになり、誰かとかかわっている実感が持て、「生きがい」を感じ始める。

これらのリカバリーのプロセスとその考え方は、ストレングスモデルの原則(p.29)ともつながっていて、重要なポイントとなるものである。そして、このプロセスは、ある前提の上に立っている。「リカバリーに向かうための力は、それをもともと持っている人と持っていない人がいるわけではなく、支援者とのかかわりによってそれを育むことができる」という前提だ。つまり、リカバリーに向かう力は誰にでもあるということである。それでは、その力はどのように育まれていくのだろうか。

支援者によるエンパワメントが重要な人

私たち自身の毎日を振り返ってみると、程度の差こそあれ打ちひしがれ、絶望し、自分の未来や能力に自信が持てなくなることは数えきれないほどある。そのようなとき、私たちは弱みを見せられる相手に泣きつき、弱音を吐き、励ましてもらったり、あるいは自力で考えたりしながら、持ちこたえる。弱っているときに、自分の可能性を再び信じられるようになるような励ましをくれる人がいるなら、それは人生の宝であり、幸せだ。

しかし、たとえば依存症で対人関係が機能しないようになっていた前出のモーリスのように、孤立している場合には、自分を信頼してくれる人や希望を持たせてくれる人が、誰一人いないと感じてしまうような状況に陥っている。このような人には、支援者によるエンパワメントが重要になる。

リカバリーとレジリエンスの関係

大きな喪失感や強い心理的ストレスを体験すると、人は自分の無力さを思い知らされる。自分は状況をコントロールできず、何もできないと感じる状態が、パワレス（Powerless＝無力）状態だ。そこから自力で立ち上がれないような人たちに対して、エンパワメントは、どのようになされていくものなのだろうか。

人は、そのような体験からどのように立ち直るのか。人によって立ち直り方や立ち直る力が異なるのは、なぜか。

災害や紛争からの復興支援のプロセスの中でPTSD（Post Traumatic Stress Disorder＝心的外傷後ストレス障害）などとともに注目されるようになったのが、人が回復する力（レジリエンス）である。PTG（Post Traumatic Growth＝心的外傷後の成長）、レジリエンスという概念が、注目されている。

レジリエンスは、弾力性・回復力と訳される。危機や逆境の中から、それに耐えて立ち直る能力のこととされ、人が生きていく上で非常に重要な特性として考えられている[*4]。障害や疾病とつきあいつつ自分のリカバリーをめざす人には、絶えずこの回復力が必要となる。

また、この回復力を「自分は持っている」と思えることによって、自分は無力ではなく、状況をコントロールしていけると感じ、自分自身を信じられるようになる。これが、リカバリーを進める原動力となるという関係性である。

レジリエンスは“育てることができる”

ミルトン･エリクソンは、レジリエンスを育てることを目的に心理療法を行った。彼は、治療プロセスで最も大切なことを、「強い意思」「立ち直る力（レジリエンス）」「希望」とした[*5]。

目標を立て、その目標にかかわる何かをしようとする「意欲」からは、力が生まれる。ただ、衝撃的な体験やストレス状態にある心理ゆえに、その方向に「自分一人では向かえない」と人は感じ、レジリエンスを発揮できずにいる。その隠れた力を少しずつ活性化するという方法で、彼は患者の中にレジリエンスを育んでいった。

「レジリエンスは育てることができる」というこの考え方は、つまり、レジリエンスを持たない人はいないということである。回復力が強い人、弱い人はいるかもしれないが、持たない人はいないということだ。

看護師は、なかなか状況が改善しない対象者の状況に絶望することもあるだろう。しかし、たとえそのような状況でも、何か取り組めることがある。

精神科看護実践で育んできたレジリエンス

エリクソンが示したレジリエンスを育むための働きかけのプロセスは、精神科看護実践で行われていることとよく似ている。

①病的な思考や行動から注意をそらすこと、②対象者がかかえている問題を小さく分割して、取り組みが可能な課題に分けること、③やり遂げたいと思うことをなぜできないと思うか書き出し、できないと思う理由が現実的かどうかを検討し、助けてくれそうな人をリストアップするという、3つのプロセスである[*6]。

自分が今行っているケアの中に当てはまる部分が、きっとあるだろう。看護ケアにおいて、レジリエンスを育むために意図的に行われていることの意義は、入院治療の場だけにとどまるものではない。生涯にわたって当事者を支える力を育んでいる。

しかし中には、「空振りのエンパワメント」を経験している人はいないだろうか。励まし、元気づけたつもりだったのに、「そんな子どもみたいな扱いをしないでくれ」と患者さんから抗議されたことはないだろうか。

ただの励ましは空振りする

精神科看護では、自信が持てなかったり、絶望しがちな当事者に、看護師はエンパワメントを試みる。「あなたはこんなことができたから大丈夫」「頑張った。だからきっとこれからもやっていける」と伝える。しかし、そのように支援者側からの押し付けにも近い励ましは、多くは“空振り”をする。「大丈夫」と言われても、それが本当に「本人の意欲」としっかりとかみ合っていないと、説得力を持たないのだ。

本人の意欲に根を持ち、その人のリカバリーの方向やタイミングに沿ったエンパワメントであること、その人の意欲のベクトルに沿ったストレングスモデルの実践であることこそが重要なのである。それはただ「大丈夫」とくり返し励ますことではないし、本人の希望を言葉通りに実行しておしまいというものでもない。

空振りをしないために

家に引きこもり、外出ができない状態にある太郎さんに、今の希望を聞いたところ、「ギターを弾きたい」と言った。訪問看護師はそれを受け止め、訪問看護のときに15分間ギターを弾くことを提案した。何週間かするうちに、当事者は「楽しくない」と言うようになった。訪問看護師も悩んだ。やりたいことを、本人の言葉のままやっているのに、なぜうまくいかないのだろう。

実は太郎さんは昔、ギタリストをめざし、人前でギターを弾いて拍手をもらっていた。彼の本当の望みは「ギターを弾くこと」でもあるが、「人とのかかわりを取り戻すこと」、そしてその手段としてギターを弾くことはいいかもしれないが、それだけでは希望につながらなかった。

引きこもっている状態にありながら、人とのかかわりを求めているというのは、何物にも代えがたいその人の「意欲＝ストレングス」だ。バスに乗って、かつてギターを弾いていた駅前の広場まで行ってみることから提案してもいいのかもしれない。行ってみることができたら、次は、さらに何をしたらいいか本人に相談してみよう。

「やりたいこと」は、「その人の望む自分自身のあり方＝その人らしさ」につながっている。その、自分らしさに向かっているという実感が、リカバリーをもたらす。それを本人から詳しく教えてもらうためには、対話に時間をかけることが必要である。このプロセスを丁寧に行うことが、リカバリーに向かうための強み、ストレングスを見出す手がかりとなる。つまり、それがストレングスモデルの実践である。

すべての人が持つ“ストレングス”

ストレングスモデルの開発者、チャールズ・A・ラップとリチャード・J・ゴスチャによれば、「ストレングス＝強み」とは、当事者に備わる「特性、技能、才能、能力、環境、関心、願望、希望」のことであり、それらは病気や障害の重さにかかわらず、すべての人が持っているとされている[*7]。これらを土台として、本人の生活や人生が再建され、また新たにつくり出されていくことを支援するのがストレングスモデルの考え方で、つまり「その人らしさを支える」モデルだといえるだろう。

看護過程にストレングスモデルをハイブリッドする

今後はさらに、病院へ入院したら、地域生活へ移行するための支援がすぐに始まる。退院支援の前からストレングスモデルを用いることで、患者さんの意思や願いを知り、無理強いや医療者の空振りではないケア、そして退院支援や地域移行においてもその人らしさ、その人の意思を支えることにつながり地域生活への移行はよりスムーズになる。

福祉職が使用するストレングスモデルでは個別のリカバリープランを作成する

が、これは現在私たちが立てている看護計画における「目標」を、「患者さんの願い」に置き換えたものになる。ストレングスモデルでは本人と一緒に目標を立てるため、これまでの「患者参加型の看護目標」といったものもより容易に立てられるようになるだろうし、看護師もケアをしていて楽しいと感じられるようになる。

精神看護における看護過程という言葉には、2つの支援モデルがハイブリッドで含まれている。1つは問題解決のための支援である看護過程、もう1つは当事者のリカバリーという主観的な体験を伴走者として支える伴走型支援★である。急性期の入院治療を受けている状況から、地域で必要な支援を得て社会生活を営む状況まで、広い範囲を対象としているため、当事者のリカバリーの状況に応じて、支援方法を切り替える必要がある。異なる2つのモデルを組み合わせることをハイブリッドと呼ぶ。自動車のエンジンなどでおなじみの用語だが、私たちの支援を新しいモデルでとらえなおすことで、さらに前に進めよう。

★伴走型支援＝医療現場で中心的に用いられる問題解決型の支援は、現状を引き起こしている原因をつきとめ、主として専門家がその問題を解決することを目指す。これに対して、ひとつの因果関係では説明できない複雑な状況で、当事者の試行錯誤に伴走しながら提供する支援を伴走型支援とよぶ。術後や感染症など、不調の原因が取り除ける場合には問題解決型支援が有効だが、慢性・長期にわたる経過をたどる疾患や状態では、当事者と支援者の双方が問題が解決できないことに焦り、無力感を感じることがある。また、加齢に伴う様々な能力の変化についても、その状況を受け入れながら変化に対応できる伴走型支援は、力を発揮する場合がある。

ストレングスモデルは支援理念であり、看護技術である

ここまで、実践のための助走として、ストレングスモデルの役割を明確にしてきた。ストレングスモデルは、「その人らしさ、その人の強みに着目する」という支援理念であるとともに、当事者が希望を持ち、自らを信じられる体験をし、自らの責任を引き受けながら、社会での役割を得ていくプロセスを支える、看護の技術としても位置づけられることがおわかりいただけたと思う。

支援者は、ケア対象者との具体的なやりとりのあらゆる場面で、その人自身が自分の力を信じられるようなコミュニケーションを持つことが大切となる。精神科看護師がこれまで培ってきたコミュニケーション力を発揮しながら実践すれば、きっとうまくいく。

対話で看護職も元気になる

看護にはコミュニケーションが重要であることは強調されてきた。しかしそれは、「目的を持った」会話だと教えられてこなかっただろうか。専門家が必要だと思うことを伝え、医療を提供するために必要最低限のことを、無駄なく聞き出す。時間がないことを前提に、「患者との距離」をとりながら会話することを求めてきた。

2000年代に日本にも紹介され、実装が進められているオープンダイアローグでは、もっとおしゃべりを楽しもうと呼びかける。支援者が当事者と否定されないおしゃべりを楽しむことが心理的な安全感を生み、孤立した状態の当事者を、再び誰かとつながりをもてるネットワークに迎え入れることができる。医療機関に入院している人がいきなり社会的なつながりを持てるのかという疑問があるかもしれないが、まずは医療スタッフが対話を通じて当事者を含めたネットワークの一員になると考えてはどうだろうか。

そうはいっても、むやみに当事者の話を聞くと、収拾がつかなくなって業務が中断されるのではないか、妄想がどんどん発展して不穏になってしまうのではないかという不安は、急性期の病的体験が激しい時期に当事者とかかわるスタッフには根強い。筆者も長い間そう思っていた。

点滴を換えるとき、食事を出すとき、排泄の介助をするとき、私たちは無言で行うことはしない。当事者を脅かさない話題を選び、少し呑気に聞こえるくらいの口調で、ゆっくりと話しかける。そのようなおしゃべりから、看護師のかかわりは始まる。このおしゃべりの大切さに自信を持ち、それを楽しもうと思うことができたら、看護師もまた元気になると思う。本書では、オープンダイアローグの考え方をもとにした、おしゃべりの意味とコツについても触れたいと思う。私たちも元気になる対話、大切なおしゃべりについての。

＊1　マーク・レーガン著，前田ケイ監訳：ビレッジから学ぶリカバリーへの道―精神の病から立ち直ることを支援する，p.111，金剛出版，2005
＊2　マーク・レーガン：前掲書，p.9
＊3　マーク・レーガン：前掲書，p.2
＊4　深谷和子：レジリエンスと自尊感情，教育と医学 62（1），2014
＊5　ダン・ショート他著，浅田仁子訳：ミルトン・エリクソン心理療法―〈レジリエンス〉を育てる，pp.22-23，春秋社，2014
＊6　ダン・ショート：前掲書，pp.368-382
＊7　チャールズ・A・ラップ，リチャード・J・ゴスチャ著，田中英樹監訳：ストレングスモデル　第3版―リカバリー志向の精神保健福祉サービス，金剛出版，2014

・石原孝二，斎藤環編：オープンダイアローグ―思想と哲学，野口裕二；ナラティブ・アプローチとオープンダイアローグ，p.34，東京大学出版会，2022
・野村直樹，斎藤環編：オープンダイアローグの実践，門間晶子；しつけか虐待か―協働するナラティブあるいはオープンダイアローグの可能性とは，ナラティブとケア 8，76，2017

第2章

臨床看護における実践活用法

1 アセスメントの基本 [その人の“ストレングス”とは]

ストレングスモデル実践の第一歩は、本章-2以降で紹介するように、
当事者の話を聞くことから始まる。
ストレングスモデルの実践とは、何はなくとも当事者と対話をすることだ。

対話に際して、実践に迷ったときに立ち返る場所として、
ストレングスモデルの価値観、そして“基本理念と原則”を知っておいてほしい。

さらに「その人のストレングス」をアセスメントするとは、どういうことで、
対話を通して“何を知ること”なのか。その要素についてもここで説明する。

ストレングスモデルの価値観 ――人は何のために生きるのか

無理に「いい面」を見ることではない

これまでの看護師によるアセスメントでも、「この人の強みは何ですか」「健康的な面はどこですか」という包括的な見方は行われることがあった。しかし、この問いかけでは主に個人の要因のみが注目される。たとえば、「この人は○○ができる」「この人は○○が優れている」といったように。

また、ストレングス（＝強み）という「強い／弱い」という軸を表現した言葉の持つ雰囲気から、支援者側が持つ「強い／弱い」「良い／悪い」といった価値観に左右される危険性もあった。つまり、看護師の価値観に沿ったものであればプラスに評価されるが、その看護師とは異なる価値観であれば評価されず、マイナスの評価を得ることもあった。「強い／弱い」軸では、問題解決モデルのままである。

つまり、「できること探し」「良い面探し」は、ストレングス探し（アセスメント）ではないのだ。看護師や支援者側の考える価値観での「良い／悪い」という軸や、

看護師個人の考えうる狭い範囲での生き方の枠組みの中では、その人のストレングスは見つからない。

また、支援者が一方的にストレングスを「見つける」のではない。当事者と対話する中で、本人の言葉を通じて「理解する」のである。

人は何のために生きるのか

ストレングスモデルの理念のベースにあるのは、「人は何のために生きるのか」ということだ。その人が生き続けるために情熱を傾けられるもの、その人が生き生きと語れるもの、それが何であるか、その熱量がどのくらいかも、もちろん人それぞれだ。支援者は、本人の語りから、そのことを学ぶ。「ストレングスとは何か」とは、「その人らしく生きるとはどういうことか」という問いかけと同じである。

大切なものを守る——生きてきた証を残す【一貫性】

誰もが生きていることを幸せだと思えるわけではない。生まれてきてしまったから、生命が終わるときまでは生きるのだろうと漠然と考えている人もいるかもしれない。「自分が生まれてきたのは、このためだ」と確信を持てる人は、今とても幸せな人か、そうでなかったら少し躁的になっているのかもしれない。

しかし、漫然と生きていかなくてはならないのだとしても、人は自分が生きてきた軌跡を大切にしたい生き物だ。軌跡とは、大切にしてきたことの一貫性であり、この人はこんなふうに生きたのだという証である。さらに、その軌跡を理解し、共有し、ともに喜んだり悲しんだりしてくれる人の存在を求めてしまうのが、人間なのだ。

その人の誇りや尊厳を守るということは、その人が大切だと思っているものを守るということだ。守りたいものは、人によって大きかったり小さかったりする。本人が大切だと思っているかどうかは、本人しか知らない。支援者は本人の語りを通じて、初めてそれを知ることができる。

精神障がいを持つ人は、このような自分の一貫性や尊厳、誇りを持つことをあきらめた人たちではない。ただ、病があることによって、健康な人よりも様々な制限が強くかかっている。経済的、社会的に、自分の守りたいものを主張することが人より困難になることもあるだろう。自分の大切なものを主張することさえあえて避ける人もいる。

しかし、人が生きることに意味を求めることに変わりはない。そして、すべてが思い通りにいかなかったとしても、誰かが自分の大切にしているものに気づき、共に願い、喜び、そして悲しんでくれるだろうと信じている。もしそのように信じられなかったら、願いなど、誰にも話せない。

入院や発症をきっかけに、生きてきた軌跡を無視され、治療を最優先にされる状況とはどういうものか、一度考えてみるべきではないだろうか。

「生まれ育った家で暮らしたい」という人に、医療の立場からすれば必要だからという理由だけで無期限に入院生活を強いることは、その人の一貫性を傷つけることにつながりかねないという謙虚な見方が、私たちには必要なのではないだろうか。

希望のために——問題よりも【可能性】を

看護師は、病気や障害への取り組みに本腰を入れることを患者に強く求めることがある。看護師は医療職であるがゆえに、病気や障害の改善や治癒こそが、その人の“希望”に至る近道であり、正しいことだと考えるからだ。しかしその人から見ると、あたかも「病気になったのだから、それまでの人生や夢や希望はあきらめて、病状の改善にだけ力を注ぎなさい」、そう言われているように聞こえるかもしれない。自分自身でも病気や障害の存在に圧倒されそうになっているその人に対して、問題だけを列挙して改善を求めることは、絶望に追い打ちをかけているといえないだろうか。

人は、自分の可能性を信じることによって生き続けられる。病気のせいですべての可能性が閉じられたとしたら、絶望する。

病気や障害があり、それまでとは少し違った自分で生きていかなくてはならないとしても、すべてを失うわけではない。信じてきたことや大切にしてきたことを、これまでと変わらず追い求めてもよいはずだ。私は私の連続性を失わず、私のままでいられると思えることが、生きる希望だ。どんなふうに大切にできるかを、支援者と本人は納得できるまで話し合っておく必要がある。

看護師は、病院という治療が主な目的となる場で、自分の病気を受け入れなくてはならない状態にある人を支援する。そこで、「病気を持ったとしても自分を失うわけではない」という未来への希望を、その人自身が信じられるよう支援することが、非常に重要になる。その人がこれまでどんなふうに生きてきたのか、どんな願いを持って、どんな可能性を信じて生きてきたのか、まずは話を聞いてみよう。病を得つつも、その人の目の前に広がる可能性を引き出すことが、その人が生きていくための支援となる。

強制ではなく【選択】を

さらに、可能性とは、“選択”の可能性でもある。自ら道を選び取り、生きていく権利のことであり、一方で、選択の先にあった失敗に、自ら責任を持てる権利でもある。失敗させてしまうことを恐れて、「これはしないほうがいい」「それは難しい」という決めつけのようなアドバイスは、余計なお世話だということだ。失敗の中から学ぶという、当人の生きる力を信じることも、大事な支援のあり方である。

集う場所を用意するよりも、集いたい場所への交通手段を持てるような支援をする。パンを自宅に届けるのではなく、食べたいものを食べに出かけられるようなアドバイスをする。それが、真の社会的つながりを取り戻すことになる。

疾患を持つ人は、従順さを求められる場面も多々あるだろう。命が危ぶまれるときには、自分で選べないときもある。しかし、真に生きるということは、単に生命を生き延びるだけでなく、自ら選び取った道を進み、その目標を達成するということでもある。

そして、自らの選択を他者に伝えるためには、言葉が必要だ。伝えられたことを聞き、わからないことを教えてもらい、それぞれがなるほどと腑に落ちる経験ができる機会をつくる必要がある。話せる場の設定と対話は、選択を形にするために必要だ。

社会資源を導入する前に──【生活の場の質は本人が決める】

地域連携が進み、退院支援を進めようとしている看護職にとって、社会資源を導入することは必要で、「常に是である」と信じたいところだ。しかし、それは本当に本人や家族が望んでおり、生活をよりよくするものかどうかということについては、本人の選択と希望の伝達が必要だ。

もちろん、障害者を対象とするサービスのほうが使いやすい場合もあるが、その人や家族がそれまでに持っていたインフォーマルなサポートのほうが、その人の生活を優しく支える場合も多い。

「インフォーマルなサポートは不安定だから、常には頼れない。障害者対象の安定したサービスを導入しないと、安心できない」と看護師が考えたとしたら、それは、「看護師の安心」が優先され、当事者や家族の視点を欠いていることになる。

逆の場合もある。たとえば、「病院敷地内のグループホームに退院することは、本人のリカバリーにはならない」という信条を看護師が持っていたとする。しかし、本人にとっては、それも大きな前進の一歩であるかもしれない。看護師の信条のために、本人の意思に耳を傾けないことがあってはならない。

どんなサービスを利用するかという判断は、最終的には当事者と家族に選択の権利がある。もちろん選択肢について知識がない場合には、説明をする。しかし、それは勝手に決めるということではない。勝手に決められたサービスの利用は、結局続かない。もし看護師が「退院時点で決められていれば自分の義務を果たした」と考えるなら、それは支援とは呼べず、ただの自己満足だ。

「リカバリーのベルリンの壁」（ラップらによる）という言葉がある。その壁の中には「看護師」も含まれているのだが、正しくは「看護師の心配や過保護」が、その人のリカバリーにとって障壁になるということなのだろう。本人の話を聞かず、「よかれと思って」勝手な思い込みで動くことは落とし穴なのだ（図 2）。

看護師は、常に「その人のよりよい暮らしとはどういうことか」を、本人との対話をくり返す中で、理解していく必要がある。ストレングスモデルは、最大の焦点を「可能性の開かれた生活の場を発見し、ともに創造すること」としている。「その人らしい、よりよい暮らしを、その人とともにつくっていくこと」――やや観念的な言葉に見えるが、対象者との対話に基づく支援の中で、それを実現していこうとするのがストレングスモデルなのだ。

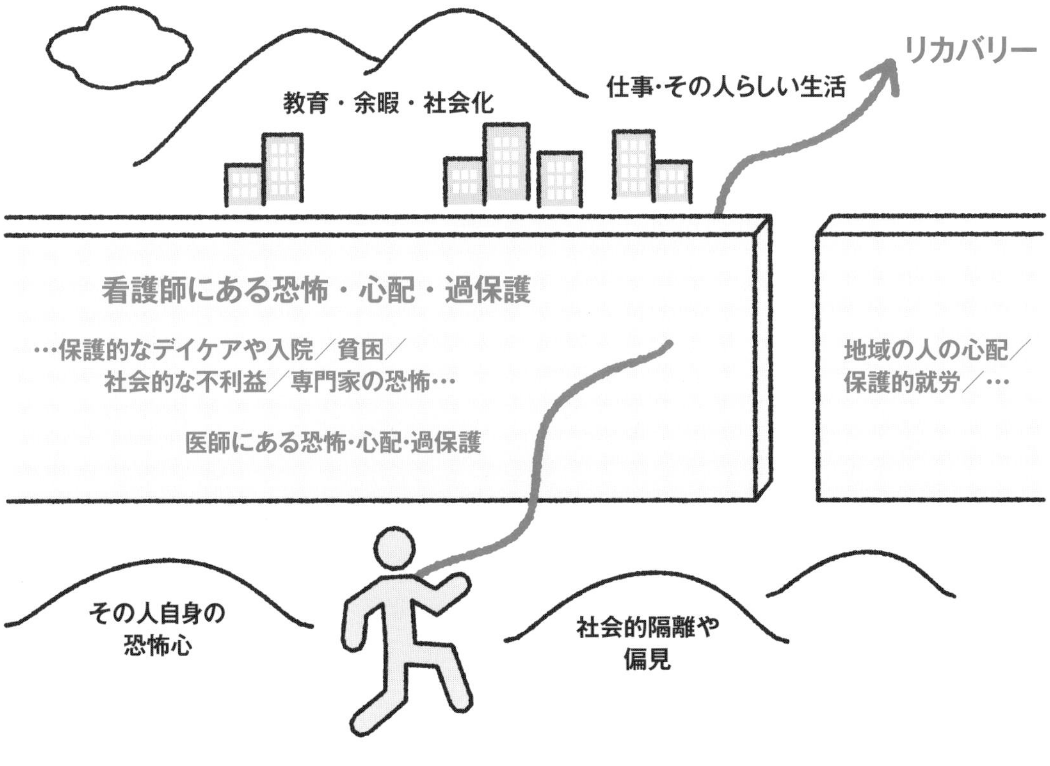

図 2　リカバリーのベルリンの壁……は私たちだった?

ストレングスモデルの基本理念
――ストレングスは、実は「何でもあり!」

ストレングスとは何か

ストレングスモデルでは、「ストレングスには4つのカテゴリーがある」としている*8。その人の「性質／性格」「才能／技能／自信」「環境のストレングス（資源／社会関係／機会）」「関心／熱望」の4つである。つまり、初対面の人でもわかりやすいその人の性格や能力というのは、ストレングスの一部にすぎないということである。一部にすぎないということは、軽視していいという意味ではなく、それがすべてではないということだ。そして、本人がどう考えているか、状況を認識しているかに依存している。

ゴスチャは、「すべての人にストレングスはある。その人が、生活に抱く願望や抱負、個人の素質、特質、技術、才能、そして環境の中に、ストレングスがある」と述べている。

その人の好ましい「性質／性格」を見つける

その人の好ましい「性格／性質」はもちろん、その人のストレングスである。しかし、その人のいいところをなんとか褒めようと必死で探し、「思いやりがありますね」と言っても、当人はきょとんとしていて伝わらなかったというような経験はないだろうか。

その人の「性質／性格」が、リカバリーに役立つストレングスとなるのは、その人自身が心の中で育んできた“自分らしさ”を、他の人からも認められたときである。なぜなら、リカバリーとは自己像を取り戻すことであるからだ。

「他人から見たら好ましい性質」でも、それはそのままストレングスにはならない。精神障がい者のように、長年周囲の対応に傷つく体験をしてきた人は、さらに自分のストレングスには気づきにくく、たとえポジティブに評価されても、素直に受け取りにくい人もいるだろう。

たとえば、長年アルコールへの依存を続けてきた人は、家族や周囲からその心の弱さを責められてきたかもしれない。自責の念を表出しないにしても、「自分はダメなやつ」という自己像をつくり上げてしまっている。そんな人に「あなたは思いやりのある人です」と言ったところで、その言葉はうわすべりするだけである。

しかし、その人の話を聞いていく中で、家族のために仕事だけはなんとか定年まで続けてきたことがわかったときの、「家族を大切にされてきたのですね」という一言は、その人の琴線に触れる言葉となるかもしれない。

その人の「才能／技能／自信」を見出す

その人のストレングスの要素として、「性質／性格」だけでなく、「才能／技能／自信」も重要である。例としては、「ギターを弾くことができる」「コーヒーを淹《い》れるのが得意」「農作物の世話ができる」「事務作業ができる」などである。

「才能／技能／自信」は、性格以上にストレングスとして見出すのが難しい。なぜなら、たいしたことではなく人に言うほどのものではないとその人が考えていたために、支援者がその能力に気づきにくい場合があることや、入院中や治療中という明らかな問題点ばかりに注目されて自信を失ってしまう環境の中では、語られにくくなる側面だからだ。しかし「才能／技能／自信」は、その人のリカバリーに向かう大切な手段となるものである。それを引き出すのが、ストレングスモデルアプローチによるアセスメントである。

例として、写真撮影のプログラムに参加している人のストレングスを見出していこう。「いいアングルから写真を撮ることができる人」「人には気づかない視点を持っている人」「いつもほっこりする写真を撮る人」。それは、行動に基づいて見出されたその人の個性的な才能・能力であり、その人のリカバリーに向かうストレングスになるのだ。

能力とは、客観的な他者との比較ではない。その人が大切にしたいことを大切にし続けられればいいわけで、誰かと比較する必要もないし、大それた願いを持てと誰かが迫る必要もない。実感をもって、自分はこれで“やっていける”と感じることができれば、それが自信につながる。自信とは、自分の力を信じられるということだ。やたらにマッチョな大言壮語を吐くことが、自信のあることではない。自信は、「できるかもしれない」という自分の可能性を信じられる、静かな状態である。

「環境のストレングス（資源／社会関係／機会）」を見つける

「環境的な資源」といった場合、多くの人がデイケアや、通うことができる病院の関連施設、使える福祉サービスのことを思い浮かべるかもしれない。もちろん、リカバリーに役立つのであればそれらも環境的ストレングスとなりうるが、「環境のストレングス」とはもっと広い意味である。

環境のストレングスとは、人的なサポート（家族、友人など）などの社会的な関係や、ペット、所有物、財産、仕事、安心できる場所、信仰など、その人がアクセスできる環境に存在するもの全般のことである。その人が望むサービスへ「アクセスする機会」も含まれる。

長年引きこもっている裕次郎さんが、肥満を気にし始めた。看護師は訪問開始時から、“家の前に畑が広がっている”という環境のストレングスに目をつけていた。話を聞いていくと彼はトマトが好きということだったので、一緒に苗を買いに行き、畑の一部にそれを植えた。それからは毎日の水やりが日課となって、外出ができるようなった。トマトの成長と収穫を楽しむという、その人らしい健康的な面も育むことができた。実は、彼の家は病院から遠く外来通院には不便であったため、医療へのアクセスという意味では、問題ともとらえられがちな環境であった。しかし、裕次郎さんの「肥満をなんとかしたい」という願いと、それに向かう活動を支援したいという面からみれば、家の前に畑が広がる環境はストレングスそのものであった。

環境のストレングスをアセスメントする際のもう1つのポイントは、それが「何か」であることに加えて、それを「どのように」その人が活用しているかに着目することである。たとえば、本人がしてほしくない世話までを焼き、いつも口うるさく言う実兄よりも、調子が悪いときに気軽に電話をかけ、相談に乗ってもらえる兄貴分的な友人のほうが、その人の社会的ストレングスとなりうる。

「関心／熱望」を語ってもらう

熱望という表現は直訳的だが、「その人が関心を持ち、熱中できること」「それを目標にしたとき、その過程と達成のために力が湧くもの」であり、その人にとって最大のストレングスとなるものだ。意欲、動機と表現してもいいかもしれない。抽象的なように感じるが、人は生きていく上で、関心のあることを追求しようとするだけでなく、より熱中できる目標を追い求めるものだ。そしてそれを達成することに満足感や生きがいを感じる。この、本来人に備わっている意欲や動機自体が、その人のリカバリーを支える最大のストレングスとなる。

これは、才能や技能といった他のストレングスと関連する場合もあるが、そうでない場合もある。誰もが、得意なことがやりたいこととはかぎらない。持っている才能もその人が活かそうと思わないかぎり、それはストレングスにはならない。やりたいことをやるときにこそ、生きている実感が湧いてくる。

ストレングスを見出す対話に用いる、「ストレングス・マッピングシート」(p.52, 図4)の中心には、その人の「夢」を書いてもらう。「あなたは何をしたいか」が、ストレングスモデルにおける最重要事項なのである。ただ、「夢は何か」「本当にしたいことは何か」と、突然問われても、答えられない人も多いだろう。しかし、それをともに探ることもまた、リカバリーへの旅の道程なのである。その人の人となりや、暮らし方、言動、ふとした語りのそこここに、ストレングスの宝が眠っていると考えよう。

熱望は「その人が関心を持ち、熱中できること」「それを目標にしたとき、その過程と達成のために力が湧くもの」であり、その人にとって最大のストレングスとなるものだ。

対話の役割

聞き出す、引き出すという言葉には、一方的な響きがある。私たちは看護計画を立てるために必要な情報を得る必要があるという事情が、この言葉には表れているのかもしれない。対話を通じたやりとりによって、本人がそれまで気がつかなかった夢やしたいことに気づくこともある。実はストレングスも、自分が意識して使いこなすという性質より、他者のほうが気づきやすいという側面がある。まずは本人から教えていただき、その話を聞くことで起きた支援者からの気づきを投げかけ、双方にとって新しい気づきを得る機会となる対話は、ストレングスをともに見つけるために必須の要素だ。一方的な情報収集ではない。

リカバリーを促すものであれば「何でもあり!」

個人の要因ではなく、環境の要因にも目を向けるだけでも、アセスメントの視野が広がる。看護師側が望ましいと思うかどうかではなく、たとえその方法が看護師個人とは違ったり、看護師にとって思いもよらぬものであったとしても、その人のリカバリーを促すものであれば、「何でもあり」なのだ。

「何でもあり」と思えることは、一種の開き直りでもある。開き直ると、これまでは弱点とか欠点だと思えていたものが、違うものに見えてくる。他人からはささいなものに見えるようなことでも、その人は生きる支えにしうる。

このような開き直った視点への転換には、最初は大きなエネルギーが必要だが、これこそが「ストレングスモデルの視点を持つこと」につながる大きな勘所である。わかりやすい強みに着目して弱点から目をそらすのではなく、「いっそ開き直ってとにかくその人中心に見方を変えること」がストレングスアセスメントだ。

ストレングスは、その人の個性のみならず、その人が暮らす環境にも領域が広がるダイナミックなものである。支援者個人の価値観に左右されず、その人の持つ「希望」や「思い」「人となり」「生き方」が最優先される、非常に豊かで創造的なものなのである。つまり、本人と支援者がともにそうだと認識することができれば、「何でもストレングスになりうる」のだ。

どんな要素でも、ストレングスとして再評価できると、自ずとその人のリカバリーを信じられるようになってくる。

＊8　チャールズ・A・ラップ，リチャード・J・ゴスチャ著，田中英樹監訳：ストレングスモデル　第3版―リカバリー志向の精神保健福祉サービス，pp.130-135，金剛出版，2014

ストレングスモデル6つの原則
——迷ったら立ち返りたい、大切なこと

ストレングスモデルの原則

ストレングスモデルには6つの原則がある*[9]。この原則、もともとは地域で当事者とともにリカバリーをめざすソーシャルワーカーを対象に書かれたものだ。本書では、オリジナルの原則の言葉に、読者が日本の精神科看護の臨床全般（病院と地域の双方）で使えるような表現・説明を加えた。

原則の使い方は、暗記することではない。実践に迷ったとき、これでいいのかと疑問を持ったときに、自分自身の実践や態度が原則の方向性に沿っているかを確認するために使ってほしい。

〈ストレングスモデル6つの原則〉

＊原則1　対象者のリカバリーを信じること
＊原則2　欠陥ではなく「ストレングス」に焦点を当てること
＊原則3　その人の暮らす周囲を「資源のオアシス」としてとらえること
＊原則4　本人こそが、リカバリーの旅の監督であると意識すること
＊原則5　看護師とその人の関係性を大切にすること
＊原則6　リカバリーの場は、その人自身が望む場であること

原則1　対象者のリカバリーを信じること

対象者のリカバリーを信じることから、ストレングスモデルは始まる。「リカバリーできない人はいない」という大前提だ。ただし、「信じる」と言っておきながら、支援者が考える望ましい姿を押し付けてしまうということも、よく起こることである。

球根を植えたものの、それが芽吹くかどうか信じられず、不安になり、毎日水をやりすぎて球根が腐ってしまったら悲しい。球根に力があることを信じられれば、反応を見守り、それに応じた適切な支援を考えることが可能になる。

看護師が思った通りに、その人が変わるのではない。その人がめざす方向に向かって、力を発揮できるように支援するのだ。私たちは、その人のすべてを知っているわけではない。思いがけない方向性に進んでも焦らずに、その人の力を信じて待つことで、その人の意向に沿った変化を見守ることが可能になる。

対象者に対して、「やる気が感じられず、どうしようもない……」という気持ちを抱いたときには、誰が何に落胆してしまっているのか、まず本人に、そして看護師自身にも問いかけてみよう。その人自身が、自分のリカバリーを信じられなくなっている？　あるいは看護師が？　目標を大きくしすぎたことによって、互いにでき

ないことにばかり目が向いてしまっていないか？　リカバリーの旅の途中には、その人も看護師も、ともに互いのできないことに目を奪われ、絶望してしまう危険があちこちにある。これらの悪循環に陥らないよう、この原則にたびたび立ち返ってほしい。

原則2　欠陥ではなく「ストレングス」に焦点を当てること

人は、足りないことやできていないことに、目を向けやすい。特に看護師は、少しでも助けが必要なことに早期に気づき、それをサポートするための教育を受けてきた、看護問題をみつけるプロだ。自然にそちらに目が向く。

ストレングスモデルでのアプローチは、見つけてしまった欠陥や弱点を無理に無視しようというのではなく、リカバリーにつながるストレングスに焦点化することで、その人の可能性に着目し、支援者側の予測を超えるその人の変化やリカバリーを信じてみようということだ。

人は誰もがそうであるように、自分の得意なことややりたいことに目を向けたほうが、関心を持って続けられる生きがいや仕事に出合える。できないことを見つけるよりも、やりたいことや好きなことで人生を組み立てていったほうがいい。あるいは、できないことを克服したいという気持ちに焦点を当てれば、それはストレングスモデルである。

私たちが何より焦点を当てるべきなのは、本人の言葉で語られる、その人が大切にしていること、なりたいもの、やりたいと願うこと、得意なこと、好きなことであることを忘れないようにしよう。

原則3　その人の暮らす周囲を「資源のオアシス」としてとらえること

入院期間が短くなり、とにかく患者さんを地域に帰さなくてはならないと焦る看護師は、地域に資源（福祉サービスや人的資源）が十分に整っていないことを不満に思うだろう。地域で精神障がい者のリカバリーを支援する看護師は、その人を必ずしも歓迎してくれない一般的な地域サービスの担当者に、がっかりさせられることもある。

しかし、その地域で暮らしていく以上、その地域を資源のオアシスととらえ、「その人のニーズに合った資源を見出し、つくり出していく」という考え方も必要だ。ストレングスは個人のみでなく、その人の暮らす環境にも支援者が働きかけていくことで、より豊かに創造できる。

具体的に利用できる可能性があるのは、病院やクリニック、グループホームや精神保健サービスとしての施設だけではない。行政サービス、福祉サービスに留まらず、借り手を探しているアパートや、メンバーを探しているボランティア団体、放置された田畑など、地域には誰にでも利用が可能な施設や場所、開かれた資源がたくさん眠っている。粘り強い交渉によって地域に小さな変化が起これば、他の人がその資源を利用する可能性も広がる。

病院に勤める看護師は、新しい社会資源をつくり出すほど、地域で自由に活動する時間がないかもしれない。しかし、本人との対話によって退院前にその人のストレングスを引き出し、地域の支援者に引き継ぐことで、地域の資源開発の一端にかかわることは十分にできる。

発病前に、その人が大事にしてきた友人関係や仕事、居場所などは、地域で暮らしていく上での大きな資源となるだろう。入院によって、その関係性を失わないようにする支援もストレングスを育てる支援といえる。発症や入院は、それらを失うかのように見えることも多いが、一方で強固にしたり、新たな関係や資源を獲得することもまた、可能にしてくれる。

原則4　本人こそが、リカバリーの旅の監督であると意識すること

「当事者から学ぶ」という言葉がある。謙虚ですばらしい姿勢だと思う一方、わざわざそれを言わなくてはならないくらい、看護師や医療職にとっては、精神障がいを持つ人の声に耳を傾けることが難しくなってしまっていることも感じる。

ここでいう“監督”というのは、「本人のことを一番知っているのはその人なのだから、何事も、その人に聞いてみよう！」というシンプルなことだ。リカバリーの旅のめざす先はどこなのか、どんな旅にしたいのか、つまり支援における自己決定の原則である。いわゆる正しい支援を追求するのでなく、目の前の当事者こそが支援の方向性の決定権を持っているということであり、理論的にいくら正しくても、その人に合わない支援には効果がない。行きたい場所をめざさない旅には、意味がない。

長年、自分の思いとは異なる治療や生活環境に従順であることを求められ続けた結果、あえて自発的な判断をしないようにしている人もいるだろう。それは、疾患によって自己決定ができない人なのではなく、環境がそうさせてしまったともいえる。拒薬、治療の拒否、入浴介助などケアの拒否、約束を守れない……ケアの提案がうまくいかないのは、その人が望まない方向での支援への無言の抵抗、自己主張であったかもしれない。本人の意思、自己決定に耳を傾け、絶えず選択の機会を作り出し、「選択する」ということに慣れてもらうことから始めよう。治療にかかわ

る看護師という職種はその人から、自分の意思を伝えても無駄な存在だと思われている可能性もあるからだ。

支援がうまくいかないときには、看護師として勝手に考えた勝手な方法を、一方的に押し付けていないかどうか、自らに問うてみよう。

原則5　看護師とその人の関係性を大切にすること

対象者のリカバリーは、いつも順調に右肩上がりに進むわけではない。順調にいかない状況でも、周囲の支援者とともに一進一退しながらも、持ちこたえることができる「関係性」が必須となる。

対象者が求めているのは、リカバリーの旅の伴走者である。あらかじめ道筋が決まっているツアー旅行の添乗員ではない。支援者に相談しつつも、その人自身が行き先を決め、チケットを手配する、人生の旅のパートナーなのである。伴走者は途中で代わるかもしれない。行き先が分かれることもあるだろう。

リカバリー支援は、旅のパートナーとして見てもらえるかどうかということから始まる。まずは看護師が「苦しいときに相談したい人」としてその人から認識され、安心して話ができるという信頼を得なくてはならない。

受け持ち看護師であるというだけで、このような関係性ができるのではない。信頼に足るか、誠実な対応をしてくれる人かどうかを、患者さんは見ている。まずはその人がどんな経験をしてきた人なのか、なぜ今このようにしているのか、そしてどんな夢や希望を持っているのかを問いかけ、深い関心を持ち、その関心が相手にわかるように示しながら、語りを聞くことから関係性づくりが始まる。

このプロセスでは、看護師自身も対象者に自己開示することになる。看護師は一方的に対象者を支援するのではない。その人を尊敬し、励まされたり、知らなかったことを教えてもらったりもする中で、互いの人生を生きていく。このような相互作用に向けて、固定された看護師の役割意識下の支援ではなく、自らも開かれた存在でありたい。

原則6　リカバリーの場は、その人自身が望む場であること

この原則の原文は、ケースワーカーのために書かれたものであるため、「リカバリーの場は地域である」と断言されている。

病院という場は、病状の回復を求めて一時的に過ごす場所であって、少なくとも人が永続的に暮らし、生きていく場ではない。その人がなりたい自分や、大切にしたい対象が存在する場所ではないはずだ。しかし、わが国のこれまでの医療制度の

状況から、入院が長くなり、地域において大切にしたい人や場を失ってしまった人もいるだろう。病院の中に、生きる場を見出し、そこから次のステップを考えなくてはならない人もいるかもしれない。

そのような場合には、新たな「場」で、その人の「何かを大切にしたい」という思いを含め育んでいくことから始める。そのような地道な支援が、私たち（特に病院の）看護師には求められている。

どんな場でも、「何かしたい」という気持ちを育むこと、つまり、ストレングスを見出しつつ、リカバリーの旅の初めの一歩から、支援を始めよう。

原則6の中での、「その人自身が望む」という部分を特に強調しておきたい。入院から退院へ、場所を越えて続く支援だからこそ、その人自身では将来のイメージが持てず、具体的な望みを考えにくいこともあるかもしれない。病院でも地域でも、まずはその人がそのときイメージできる夢を一緒に見出していくことから始める。

そこから、すでに存在するかどうかにとらわれず、将来的にその人が暮らしたいと思っている場（地域）に、実際に一緒に出向いて、どうやったらそこで暮らしていけるのか、具体的なイメージを持ちながら話をすることにつなげていくのがストレングスモデルだ。

リカバリーの旅の道中で、支援者が変わっても場が移っても、どんな場所でもリカバリーに向かって「医療と地域のケアはつながっている」ことも、本書で伝えたい大切なテーマだ。

＊9　チャールズ・A・ラップ，リチャード・J・ゴスチャ著，田中英樹監訳：ストレングスモデル　第3版―リカバリー志向の精神保健福祉サービス，pp.68-83，金剛出版，2014

2 対話をする ［リカバリーの旅のパートナーになる］

「この人には、自分のことを話しても大丈夫だ」と互いに感じられれば、関係性づくりは成功といえる。つまり、対話できる人だと信頼されることが大事なのだ。

本項では、リカバリーの旅のパートナーになるためのコツを伝えたい。
従来の関係性と、どのように違うのだろうか。

ストレングスモデルで変わる関係性
——話をする時間を楽しもう

対話することで関係性が変わる

ストレングスモデルの実践によって、それぞれの相手に対する見方が変わり、関係性が変わるというのは、実践者の多くが実感として語っている。「その人（患者さん・利用者さん）の、看護師を見る目が変わる」という感覚だ。

看護師との会話を警戒する人は、それまでに、看護師との関係がうまくいかなかった経験がある人かもしれない（たとえば、何かを決めつけられるような言い方をされた、そもそも聞いてもらった経験がないと感じているなど）。しかし、発言を言葉のまま受け止めてもらい、そのままの内容を否定されずに聞いてもらえる体験をすれば、その人は看護師にも、自分の気持ちを語り始めてくれるかもしれない。

それは従来の、「ケアする／ケアされる」という関係性や治療や診断のための分析的な会話のスタンスとは全く違うものである。ストレングスモデルの実践によって築かれる、リカバリーの伴走者としての関係性とは、どのようなものなのだろうか。

「対話の時間」として楽しむ

アセスメントという言葉を使ったとたん、看護師にはその人との会話は業務となり、その時間を楽しむという発想が薄らいでいく。ストレングスアセスメントは、その人と信頼関係をつくり、リカバリーに向けてともに一歩を踏み出すことだということを思い出そう。

どうしたら楽しめるか。それは、看護師にとってもその人にとっても、互いが話していて楽しいと感じられる内容が含まれていることだ。そして、対話を単発で終わらせず、行きつ戻りつしながら、少しずつ互いのことがわかり合えればいいと考えられることだ。対話のそれぞれに、「話した」とか「わかってもらえた」とか、「面白かった」「初めて知った」というような何かが1つでもあれば、その時間は楽しい記憶になる。

加えて、本当に楽しいと感じるためには、その対話への安心感が必要だ。安心を感じてもらうことは、そもそも看護師の得意な仕事だ。

次の項で具体的に提案するストレングス・マッピングシート（図3）を使用して対話をする際にも、シートはそのアセスメントの共同作業が進む様子を表現するものではあるが、目的そのものではないことに留意したい。シートの出来栄えではなく、その人が看護師との対話の時間（ストレングスアセスメントの時間）を楽しいと感じ、次の話し合いを楽しみに待つようになれば大成功だ。

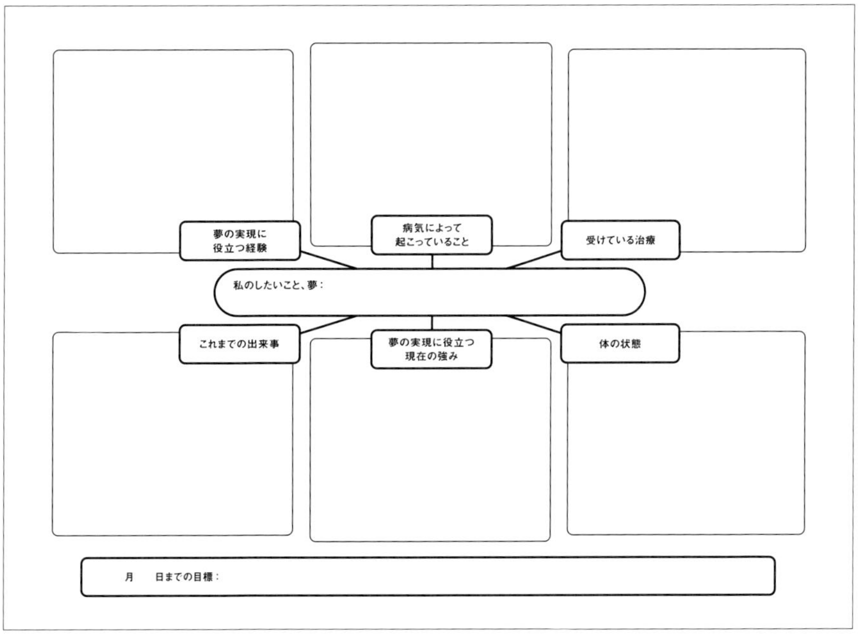

図3　ストレングス・マッピングシート

関係性を構築する対話のコツ
――人生を語れる信頼を得る会話とは、どういうものか

その人から聞くことが、すべてを決める

「その人のことは、当事者にしかわからない」といったら、看護師のプライドは傷つくだろうか。私たちは人間の発達、解剖生理、心理学、社会学、栄養学、医学など様々な教育を受け、様々な角度からアセスメントすることを学んできた。確かに、その人の病気や飲んでいる薬の作用などについては、私たちのほうが客観的な知識を持っているかもしれない。

しかし、私たちが知っているのは、たとえば、この薬は一般的にはこのように効くといわれている、このくらいの量を服用したら一般的にはこんな副作用があるというような、薬の作用に関する知識だ。その患者さんにとってその薬がどんな飲み心地なのかは、私たちにはわからない。わからないというのは、知識がないとか知らないという意味ではない。勉強すればわかるものでもない。唯一理解する方法がある。それは、飲んでいる本人に聞くことだ。

ストレングスモデルにおける関係性の特徴は、「その人から聞くことがすべてを決める」ということである。それは、患者中心（Patient Centered）、患者主導（Patient Driven）という言葉でこれまでいわれているものでもある。ここでは「当事者とのパートナーシップ」という言葉を使いたい。

「当事者とのパートナーシップ」という言葉は、ストレングスモデルの実践を的確に表現している。何をしてほしいのか、自分がどうしたいかをうまく話せなかったり、十分に言葉にできていないその人の気持ちを引き出し、希望を失ってしまいそうなときに互いに支え合い、持ちこたえ、その人がこれまで生きてきた力と、私たちが支援者として得てきた知恵を総動員して、リカバリーの旅をともに歩むという関係性を言い表している。

治療のことも、医療者がわかりやすくその人に説明する必要性があること以上に、「その人自身が治療をどうとらえているか」を、医療者が教えてもらうことが鍵となる。

「旅のよい道連れだ」と思ってもらえるかどうか

リカバリーの旅の向かう先にあるのは、その人の希望、願いだ。しかし道中で自信を失ったり、がっかりする体験をくり返すうちに、見失ってしまいがちなものでもある。私たち自身にも、何かをめざすときや迷ったときに話しかけ、自分の居場所を確認できるパートナーの存在はありがたいものだ。

しかし、前述したように、入院や治療のプロセスにおいて、最初に看護師が患者さんに出会うときには、「看護師と患者」という役割が設定される。つまり「ケア

する／ケアされる」という一方的な関係性で始まってしまいがちなのだ。

しかし一方で患者さんは、生まれたときからずっと患者だったわけではない。今、このときに病を得て支援を必要としていたとしても、ただの「弱い」存在ではない。

そのような出会いから、いかにして「看護師は、リカバリーの旅に役立つパートナーだ」と思ってもらえるか。管理・支配的立場ではなく、「治療」という枠組みをも越えて、その人の「リカバリーの旅」の出発点にいられる存在になれるか。

旅のよい道連れになるためには、まずは対話をしながら互いを知り、やりとりを積み重ねながら一歩ずつ信頼関係を築いていく必要がある。その人のあり方を支えている物事やそのいきさつ、その人の背後に広がるもの、つまり「その人のこれまでの物語」を語ってもらえるかが、「これからの物語」をともに紡いでいくための関係性を構築する上で非常に重要になってくる。

社会とのつながり、ネットワークの一員としての看護師

当事者は、社会とのつながりに困難をかかえていることが多い。孤立したり、人を信じられなくなったりした経験がある。人とのかかわりに傷ついた経験をすると、「この人を信じて自分の願いを語っても大丈夫」という信頼感をもつことが難しい。看護師との対話で安心感を得る経験ができれば、次に出会う人への信頼をもつきっかけになるかもしれない。家族に話してみようと思えるかもしれない。看護師は、当事者が社会とつながることを支援することができる。

2020年からの3年間にわたるコロナ禍では、社会全体が人とのかかわりの断絶や、絆が薄れていくことを経験した。そして、いったんかかわりを失うと、回復することに大きなエネルギーを使うことを学んだ。当事者は、病気や障がいによってこのような経験をしている。コロナ禍の経験を、互いの気持ちを理解するための足がかりにすることもできる。

名人芸ではない、ストレングスの語りを「促す」対話

筆者は、かつて「関係性の構築」という言葉が苦手だった。抽象的で、経験豊かな人にしかわからないことのように思えたのだ。名人にしかできない技なんて、誰にもどうやったらいいのかわからない。

ストレングスモデルでめざすのは、抽象的な“かかわり論”ではなく、その人自身の強みをその人から話してもらうために、対話を始めようという具体策の実施だ。

そのために、まずは患者さんに「やりたいこと」を聞いてみよう。

希望やストレングスをアセスメントするということは、すでにそこにあるものを

ストレングスモデルでめざすのは、抽象的な〝かかわり論〟ではなく、その人自身の強みをその人から話してもらうために、対話を始めようという具体策の実施だ。

写し取るのみでなく、その人とかかわり、対話する中で丁寧に語りを聞き、ともに見出すことである。

初めからうまくはいかないかもしれない。それでもその人のネガティブな言葉や、「どうせ自分はできない」というような言葉、むしろ絶望を示すような言葉で語られるものの中からさえも、対話を重ねることによってその人が今、何を感じているのかがわかってくる。今はとても積極的に何かをしたいと思えないというのなら、それでもよい。それも、その人のいきさつの一部なのだ。今日はどのような気分か、今は何に関心があるのか、それはこれまでのどんな経験からきているか——少しずつその人を知っていく「対話」が、希望を知る最初の一歩になる。

当事者は私たちよりも現実的

関係性、つまり対話の積み重ねがストレングスモデルの第一歩と述べてきたが、思いがけずがらりと事態が変わることもある。

筆者らが取り組んできた退院促進事業で、働きかけを始めた人（達夫さん）がいた。彼は40年間精神科病棟に入院していたが、このたび病棟が閉鎖されることになり、私たちは病院から彼への働きかけを依頼された。

達夫さんの妄想は強固で、「私の本当の主治医はE大学病院で自分を待っているのだ」と言い張っていた。病院からは、「退院という言葉を出すことは、彼の怒りや見捨てられ不安を刺激する可能性があるため、用心深く進めてほしい」という要望が私たちに出されていた。そのため私たちは「退院」という言葉を避けて、まずは大好きだという「お寿司を食べに外出しましょう」と彼を誘った。

「本当の主治医が待っている」というお決まりの妄想しか話さなかった彼が、数回目のお寿司を食べながらぽつりとつぶやいた言葉を、支援員は聞き逃さなかった。

「F県が出身地だから、そこの老人ホームに入るのが一番いいと思う」

彼は、退院しなくてはならないことを把握し、現実的に場所まで考えていたのだ。驚く支援員の前で彼は、「退院支援をお願いします」と、退院促進事業の申込書に書き込んだ。お寿司に誘いに通ってきていた意味を、彼は正確にかつ現実的に把握していたのだった。

筆者の経験では、当事者ほどシビアに自分を知っている人はいない。ただ、現実にいきなり直面するのはしんどいため、煙幕のように（それは支援者に対してのみ張られるというよりも、自分自身の気持ちに向かっても張られる）遠い夢や妄想なども語ってみるのだと思う。そのようにして自分を元気づけた後、彼らは驚くほど率直に、自ら現実に立ち戻る。

歯の治療の前に麻酔をしたっていい

妄想的な語りや、遠い夢の語りを、「現実を認識していない」「非現実的だ」と嘆く必要はない。それは、痛い歯の治療の前に、麻酔をするようなものかもしれない。とりあえず馴染みのフレーズで自分の安全を確認し、安心し、さてそれではと現実に向かうためのステップだ。それにつきあうことは決して無駄な時間ではなく、ウォーミングアップにつきあうようなものなのではないか。その人の現実感や現実に向かう力を信じて、待ってみていいのではないだろうか。

まずはその人の言うことを、遮らないで、言い換えないで、心配しないで、最後まで聞いてみることから始めよう。きっとその人は、自分が発した言葉を、あっという間に言い換えて（勝手に診断したりケアプランを作り終えたりして）安心している医療者よりも、はらはらしながらも最後まで聞いている医療者のほうを、リカバリーの旅のパートナーとして信頼してくれるだろう。

人生の旅の邂逅

リカバリーの旅は、ゴールをめざす（終わらせる）ことよりも、リカバリー後も人生の旅を続けていくことが重要となる。もちろん、小さなゴール、大きな目標を設定しながら、それを達成すべく進んでいくわけだが、それで終わりではなく夢に向かって生きていくことができるように支え合うことが大事になる。

「支え合う」と書いたのは、専門家が一方的にゴールを設定して当事者を導く関係性とは違っているためだ。その意味は2つある。

1つは、ゴールの設定も旅の責任も、その本人にあるという意味であり、もう1つは、私たち支援者自身も自身の人生の旅の途中にいるということだ。

支援者は、パートナーとして旅をともにする上で、その人からも「ああ、こちらも支えられているな」と感じることが、よくある。そのような相互作用が、どちらかが無理をすることなく自然に起こるようになれば、双方が旅の主役となり、それを支え合うよい関係性ができつつあるといえるだろう。

その人の、どんな状況にあってもこれだけは譲らないという確固とした姿勢や、希望を見出して表情を輝かせること、一歩でも前に進もうとする姿に、支援者側が励まされることも多い。その人からもらったエネルギーは、支援者自身のリカバリーに向かう力にもなる。

このように考えると、支援者が一方的にその人を支えるのではなく、互いがそれぞれの人生の旅をしながら、そのコースがある期間は交わり、一時、一緒に旅をするという表現が適しているだろう。向かう先は、それぞれの人生、その人らしさなのだ。

自分自身のリカバリーを信じられてこそ、他者のリカバリーを支えることができる。自分も、相手もできるととらえることが前提だ。

自己開示が大事

その人に自分のことを開示してもらうためには、看護師もまた自己開示をすることが大切だ。これもまた、従来の考え方と異なる点かもしれない。

「こんなことを話したら軽蔑されるのではないか」「自分への関心を失ってしまうのではないか」とその人が脅えなくて済むように、看護師もまた、様々ないきさつを経て今があることや、それを話すのは実は勇気がいることなどを率直に話すことが、その人の物語を聞くことの助けとなる。

ただし、自己開示するというのは、ただこちらのプライベートの話をすればいいということではない。

コツとしては、看護師の自己開示の目的を、“その人のストレングスを見出していくこと”に絞るといい。たとえば、その人から自分自身が受けたよい影響、助かったこと、その人から教わったことなどを正直に、率直に伝えるのがストレングスモデル流の自己開示である。

ラップとゴスチャは『ストレングスモデル』の中で、中国のことわざを紹介している。

> 中国には「人に与えることができる最大の贈り物は、相手からの贈り物を受け取ることである」ということわざがある。精神障がい者たちは、与えよう、助けようという熱意が強く大きいが、私たちはこの機会をよく奪ってしまうのである[*10]。

贈り物というのは、物品のことを言っているのではない。支えたい、わかりたい、サポートしたいという意思のことである。私たちができる贈り物とは、当事者の健康的な面（ストレングス）に、「私は助けられた」という感謝の気持ちを率直に表明することだ。

どこまで開示すべきか

自己開示は「どこまでするのか」という点でも非常に複雑で悩ましい。興味を持っていることや関心事、自分の経験は、比較的簡単に相手と分かち合うことができるが、家族環境や家族間の関係などは、もう一歩進んだ話題となるかもしれない。

最も難しいのは、感情や態度、価値観についての自己開示である。しかしこれらは、非言語的にも伝わってしまうものでもある。「言っていることと、思っているだろうことが違う」というのは、敏感に相手に伝わってしまうものだ。そういう場合、当然ながら、思ってもいないことは言わないようにすべきだ。

パートナーシップをつくり出し、育んでいくためには、支援者とその人という役割ばかりにとらわれてかかわるのではなく、“互いに与え合うこと”に対して開かれていたい。

リカバリーを信じていることを、伝える

ストレングスモデルの原則の1つとして、「対象者のリカバリーを信じること」を紹介した（p.29）。「その人は回復する」ということに、まずは看護師自身が希望を持つことだ。さらには、「看護師はあなたのリカバリーを信じている」ということが、本人に伝わるよう意識的にかかわっていく必要がある。

看護師が持っている希望を伝えるために最も大切なのは、言葉だ。何か特別なことを伝えるというよりも、希望が会話の端々に現れるように意識した言葉づかいを心がけるようにする。逆に、その希望をそぐような言葉を使わないこと。

どのような言葉づかいが効果的なのか、逆に、やってしまいがちな間違った言葉づかいはどのようなものなのか、言葉づかいを対比させながら以下に例を示していこう。

ポジティブな言葉を選ぶ

私たちが日常生活の中で、その人と話していると楽しい気分にさせてくれる人がいる。そのような人が発する言葉に注意してみると、ある特徴がある。それは、その人の表現や使う単語がポジティブということだ。

会議の場面を思い浮かべてみよう。病棟で取り入れてほしい看護システムがあると訴える同僚看護師が、以下のようにプレゼンテーションを行ったら、あなたはどう感じるだろうか。

「今まで、この病棟の看護はうまくいっていませんでした。だから、この方法を使わないと、ますますこの病棟は悪くなってしまい、新人もやめてしまうと思います」

システム導入の話を受け入れるかどうか以前に、いきなり病棟の批判や、新人がやめるというネガティブな話から始めるなんて、なんという言い方をするのかと、

怒りすら覚えるかもしれない。もし自分がリーダーだったら、なおさら悲しいだろう。

人は、発言の機会を与えられたとき、不当に扱われたり、攻撃されたりするのではないかと緊張し構えているときほど、それを防ぐために、先に相手をけん制したり、攻撃したりしてしまう。同じ内容のことを、以下のように言われたら、どうだろう。

「新しいシステムでは、たとえ新人であっても、業務の見落としを防ぐことが可能になります。この方法について、スタッフに具体的に説明ができる機会があればうれしいのですが、いかがでしょうか」

現在の病棟を否定する言葉はなく、新しいシステムの利点が具体的に含まれている。また、「新人がやめてしまう」というような表現の代わりに、新人は新しいシステムをどのように使えるのか、具体的に表現されている。さらには、「うれしいです」という単語が、発言者の意欲と、病棟のスタッフに対する信頼感を示している。これを、私たち看護師がケアや支援を患者さんに提案する場面に置き換えてみよう。どのように提案されたら、受け入れやすいだろうか。逆に、どのように言われたら悲しいだろうか。

病棟のスタッフも疲弊していることが多いが、ストレングスアセスメントを一緒に進めようとする患者さんや訪問看護の利用者さんは、それまでの人生の中での不本意な体験から、人間関係に疲弊し、看護師を警戒してしまっていることも多い。自分が攻撃されるのではないか、正当に評価されていないのではないか、相手を信じてはいけないのではないかという気持ちは、人一倍強い状況にあると考えられる。信頼関係を十分につくれていない段階というのは、お互いに警戒している時期でもある。その状態から、やりたいことや、願い、夢を聞けるようになっていくために、その人が看護師に信頼感を抱き、ポジティブな気持ちになり、自分について語ってもいいという気持ちになってもらおう。

評価をしない、説教をしない!

質問やコメントの言葉づかいには、特に気をつけよう。

引きこもりの対象者に好きなものを尋ねたときに、「ネットゲームが好きです。一晩中でも、熱中していられます」と語られたら、どのように返すだろうか。「それだから昼夜逆転を起こしてしまうんですね。夜更かしはよくないですよ……」と続けてしまいそうになるところをぐっとこらえよう。ストレングスモデルでは、いいか悪いかといった、評価的な言葉は使わないように心がける。当然ながら、お説教はしない。誰だって、助けてはほしいけれど、コントロールされたいとは思わない。

「好き」という単語が聞けたら次は、「どんな？」と問いかけるといい。「どんな種類のゲームが好きなのですか？」と問いかければ、返事はあふれるように出てくるかもしれない。もし看護師がネットゲームが好きではない場合、この会話が成り立たないかといえば、そんなことはない。「どんなところが、面白いと感じているんですか」と問えば、ネットゲーム以外にも、その人の関心が向かう物事の、本質的な部分が見つかるかもしれない。

さらには、問うときの、看護師の率直な気持ちも含めて伝える。「さすが詳しいですね。私はネットのゲームはあんまりやらないんだけど、ゲームのどんなところが面白いか教えてください」と返してみよう。この言葉の中には、その人を「さすが」とたたえる言葉と、「教えてください」という看護師のスタンスを示す表現が含まれている。

このような言葉や表現からその人は、看護師は自分の話に興味を持ち、自分のできることを認め、さらに自分の興味をより詳しく知りたいと思っている、と感じるだろう。これが、看護師のその人に対する“姿勢”を伝えるということになる。言葉や表現を工夫して、意識的に自分のスタンスを伝えることが、関係づくりには重要だ。

当事者と支援者が同じサイドに立つための「外在化」

医療では、反省（振り返り）を大切にする。問題があったら原因を追究し、反省と解決のための取り組みを促す。精神的な不調や疾患をめぐっても、長くそのような考え方があった。

メンタルが弱いのは本人の責任であるというような偏った考え方もその1つである。母親の育児態度が子どものその後の人生の問題をつくるとする考え方に基づく、母原病（母親が原因の病気）という言葉もあった。こうした不調や疾患の原因を当事者やその周囲に求める考え方は現在もあり、人々を苦しめている。

これらは当事者を苦しめるだけで、必ずしも状況の改善をもたらすものではない。現実は複雑で、原因を決めつけることも容易ではない。それならば、問題となる状況を当事者からいったん切り離して名前をつけ、当事者と支援者が共同戦線を張って一緒に戦う対手にしようというのが、「外在化」である。

私自身の経験だが、思春期の長女が、母親である私を「くそばばあ」と呼んだことがある。私は衝撃を受け、長女が別人になってしまったと感じて絶望した。暴言を吐く原因が長女の中にあると考えると、そうなる。私は少し立ち直って、外在化の考え方を使ってみた。外在化では、問題の原因は外部からやってくる。長女には不機嫌さをもたらす「ブリブリ病」が起きている。病気が一段落したら、普通に話せるだろう。こうした考え方は、私をずいぶん楽にしてくれた。思春期は感情がコロコロ変わる。機嫌が直れば甘えることもあり，親はその変化に振り回される。「ブリブリ病」はそのような変化への戸惑いにも有効な考え方であった。

この外在化は、対話の際の問いかけを、当事者の責任を問うのでなく、ともに検討する方向にしてくれる。たとえば、「働かないのは勝手だけど、親が死んだらどうするつもりなの？」という言葉は、働けないでいる人を追いつめる。では、「人が仕事をするっていう、就労現象についてあなたはどう思う？」という問いかけはどうだろう[*11]。働くことを肯定的にとらえることも、否定的な意見を言うこともできる問いかけをすることで、双方が自由になるのだ。

言っていることの変化は当然。楽しもう

看護師はまた、アセスメントの結果を「できるだけ（客観的にも認められる）“事実”に近づけたい」と、つい考える。そのため、その人が前回のアセスメントと異なることを言うと、焦ってしまう。

しかし、リカバリーは旅なのだから、旅の途中で、考えも、夢も、願いも変わるのが当然だ。だから、「この前のとき言ったことと違いますが、どちらが本当なのですか」ではなく、「この前のときと今回と、変わりましたね！」でいい。そして、新しい内容があれば，「もう少しそれについて教えてください」と問いかけてみよう。そして、前回と今回の変化の中に意味があると感じたら、率直に問い返してみよう。「前回と今回でこんなふうに変わりましたね。何かあったのですか？」という問いかけに、その人は自分自身の心境の変化を語るかもしれないし、家族や環境の変化を語るかもしれない。

その答えについても評価はせず、前に進んだと思える点を見つけ、それを率直に返してみよう。後戻りしたと感じることでも、勇気ある撤退を称えよう。そうすることで、何度も楽しめる会話になる。

リカバリーの旅での“事実”とは、客観的で固定したものではない。今、このときにその人が感じている主観的なものが“事実”だ。だから、そのことについて語り合う。「あるべき姿」と比較してしまうと、評価につながる。ストレングスアセ

スメントでは、「あるべき」でないあり様を含めてその人の今なのだから、それを知ろうとする姿勢が大切なのである。

そして、このような会話は、看護師自身をも自由にする。感じたことは率直に返していい。しかし、プロとしては言葉を選ぼう。評価しない、ポジティブな単語を選ぶ。最初はエネルギーがいるかもしれない。だが、すぐに慣れて自然にできるようになる。まずはやってみよう。

「あるべき姿」と比較してしまうと、評価につながる。ストレングスアセスメントでは、「あるべき」でないあり様を含めてその人の今なのだから、それを知ろうとする姿勢が大切だ。

関係性も変化する

看護師とその人との関係性も、旅の間ずっと同じではない。話を聞いて、「この人はこんな人だと知ったから、終わり」ではなく、そこから始まる。何度も発見がある。

その人が見失った夢や希望を、再び看護師とともに見つけだしたとき、その夢や希望の意味は、それまでに持っていたものとは微妙に変わってきている。その人の人生に対する構えが変わってきているからだ。失ったものを、もう一度取り戻せたという自分への自信、支援者への信頼というそれまでになかったストレングスがその人の人生に加わっている。それはリカバリーそのものだ。

ときには当事者、支援者双方ともがパワーを失って絶望の中にいるために、互いに不信感を持ったり、攻撃的な気持ちになったりすることもあるだろう。そのときもまた、互いの関係性に新しい要素を加え、より強い関係性をつくり出すチャンスととらえよう。

こうして絶えず関係性は変化し、更新していくものだと考えることによって、うまくいかなくなったときも、硬直した関係性がずっと続くと考えなくてすむようにもなる。

＊10　チャールズ・A・ラップ，リチャード・J・ゴスチャ著，田中英樹監訳：ストレングスモデル　第3版―リカバリー志向の精神保健福祉サービス，p. 95，金剛出版，2014

＊11　斎藤環：臨床で使える中動態，精神看護　22（1），24，2019

結果を急ぐ会話の苦しさ

看護師は対話の目的にこだわる。できるだけ短い時間で目的を果たせることが成功だと考えがちだ。しかし、本当にそうなのだろうか。当事者との短いやりとりで結果を出すことにこだわると、よく次のようなことが起こる。

・最後まで話を聞かないで割り込み、指導することで対話の時間が終わってしまう
・ほんとうは看護師も先が見通せずに不安なのに、これからを決めつけてしまう
・これまで経験したパターンに当てはめ、予言してしまう
・当事者と看護師は意見が全く違っているのに、一致したことにしてまとめてしまう

このような経験は、看護師にも「無理をした」感覚を残す。当事者は、このような会話をする相手とは、たびたび話をするのを避けたいと思うかもしれない。

対話に開かれていること

対話する双方にとって、話してよかったと感じられる、これからのリカバリーに向かうことができる対話には、次のようなポイントがある*12。

・相手が話す時間と自分が話す時間は区別し、双方が話をさえぎられない
・互いに不安になったり、先が見えないと感じたりしたら、その感情の存在を認めて、一緒に不安に耐える
・相手のことはわからないのだから、本人から教えてもらい、知ったかぶりをしない
・意見が違う場合は、その違いを認め、無理にまとめない

このような対話には、一緒に黙っていたり、わからないことを確認したりするために時間がかかる。

しかし、結果を急ぐ会話に比べて、その場の雰囲気や気持ちをそのまま受け入れることができ、看護師にも当事者にも無理がなく、気楽でもある。無理がない分、納得できる時間、ともに過ごす時間を重ねることが苦痛にはならず、積み重ねていける。すっきりまとまらないけれど、無理やり決めつけたりまとめたりしないでいられる、対話の時間を大切にしよう。

＊12 竹端寛：「開かれた対話」の可能性—オープンダイアローグと未来語りのダイアローグ，看護研究 51 (2)，122-131，2018

［コラム①］

「ジョイニング」——初めて会う人と関係性をつくるための技法

ジョイニングとはカウンセリング用語で、対話する人との信頼関係をつくる、かかわりの初期におけるテクニックだ。自分の夢やしたいことを他人に話すためには、その相手を信頼していなければできない。初めて会ってから、信頼関係を築くに至るまでの期間は、普通であれば何か月もかかる。筆者の場合、めったに人を信頼せず、話すには何年もかかるが、一方で看護師にはそれが得意な人もいるだろう。しかし、得手不得手にかかわらず看護師は、そのプロセスを専門的な技術を使うことによって、短い時間で信頼関係を築く必要がある。

普通のケアを提供する関係性では、ジョイニングの必要性はそれほど意識されることはなかった。白衣を着た人が病室に入ってきて、白衣を着た人に期待される役割（処置や投薬、身体ケアなど）を施すかぎりにおいては、お互いが深く知り合う必要はそれほどない。だから、氏名や所属、職種を名乗ることはしても、関係性を築く技術はとりたてて強調されてこなかった。

対話によってストレングスを見出すためには、ジョイニングを丁寧に行うといい。ジョイニングそのものが、「語りたい」と思う気持ちの土台をつくる、対話の助走のような役割を持つ。以下に、よく使われるテクニックを挙げて具体的に説明したい。

①相手の雰囲気や家風に合わせる

ジョイニングの技術は、その人や家族、訪問先の家の気配を感じることから始まる。相手は明るい気分なのか、沈んでいるのか、訪問した家は今悲しみに沈んでいるのか、喜びに沸いているのかを知る。

そのような相手の気配に合わせて、声の調子や高さ、話す速さを調節する。ゆっくりと低い声で話すのか、明るく高い声で話すのかによって、印象は大きく変わる。

相手の状況（たとえば、親しい人が亡くなったなどの情報）を知っておくことも役立つ。精神科病院に強制入院した直後であれば、危機の真っただ中にあるといえる。

親しい人を亡くしたばかりの家に訪問したときには、まずご霊前に手を合わせることから始めることもある。ただし、相手がこちらに自分の状況や気分をわかってもらいたいと思っているかどうかは、相手次第だ。必ずその人や家族の意向を伺い、許可を得て行動するといい。

②相手が褒めてほしいことを、褒める

話しかける言葉は、その人に対する何らかのポジティブな働きかけから始める。褒

めるという技術は、その1つだ。しかし、いい加減な褒め言葉は逆に相手を傷つける。相手をよく見て、「相手にとって心地いい（だろう）内容」をよく考えて選んだ「自分自身の言葉」で率直に伝えることが重要だ。

たとえば、いつも家の中がとんでもなく散らかっている人が、今日はひげを剃っていることに気づいたとき、どのようにポジティブに返すのがいいだろうか。「さっぱりしたでしょう」あるいは「さっぱりしましたね」では、どちらがいいか。後者である。前者には相手の気持ちには寄り添ったが、こちらのポジティブな思いが乗っていない。

本人がさっぱりしたかどうかは、本当のところ本人にしかわからないが、本人のその「いい気持ち（だろう）」を見つけつつ、看護師が「感じた」ことを伝えるのが大事だ。

③相手が興味ある話をする

話を始めるときには、相手が好む話題を探り、そこから始めるといい。事前に情報を得られる場合には得ておくといい。情報がない場合には、天気や景色の話から始めて、相手の反応を探る。「この辺はきれいな富士山が見えるんですね」などである。その際にも、基本的には褒める。また、「Fさんは寒いのと暑いのではどちらが好きですか」などというように、答えを待って、答えに合わせて話題を展開できるようにする。

看護職の一方的な興味や、自慢話を長々とすることは避けるが、話題が見つからないときには自分の状況を伝えてもいい。ただし、常に、相手の反応を引き出すためにしていることは意識しておく。そうすることで、安全な距離感での自己開示が可能だ。

④相手と同じ姿勢や動作をしてみる

相手が腕を組んでいるときには、腕を組んでみる。足を組んでいるときには、同じようにしてみる。自分と同じ格好をしている人に、人は心を開くことがある。それは、共感を身体で示していることになるかもしれない。

相手の姿勢の変化にも注目する。緊張が高まって、どんどん身体をそらしたり緊張させたり、遠ざかろうとする動作は、かかわりを嫌っていることを示す。その場合は短時間で切り上げ、次回に仕切り直してもいい。

⑤呼吸や声の調子を相手に合わせる

訪問看護のときに、対象者の呼吸数と看護師の呼吸数を合わせるという技術は、すでに熟練者の間では定着している。呼吸数を合わせると、対象者の状態がよくわかる。バイタルサインズの測定もしやすいといわれる。相手の置かれている心理的状態がわかりやすいということもある。

声の調子を合わせることも、ケア対象者が置かれている状況に添う意味を持っている。どんな気分なのか、うれしいのか、沈んでいるのか、ニュートラルなのかは、声の調子や呼吸数などに表れやすく、それを感じながらかかわるといい。

⑥話の内容に同意している姿勢を見せる

対象者の言っていることには、基本的には同意する。もちろん看護師として意見やアドバイスをすることもあるが、その人の気持ちや意見を「そうなんですね」「そう思いますよね」と、まずは受け止めた上で、自分の意見を伝える。

看護学生によく言うのは、「“ていうか”は使わないこと」だ。弱っている人は、話し相手のちょっとした抵抗に傷つくことがある。元気なときには「“ていうか”は若者言葉で、あんまり否定的な意味じゃないんだよね」とやんわり切り返せても（あるいはそうとらえることができても）、弱っている状態の人には難しい。

この人は私が言っていることをわかってくれる、否定せず受け止めてくれるという印象をその人が持ち、自分の気持ちを話してみようと思えるように関係性をつくろう。

⑦相手のルールやパターンに合わせる

これは、精神科看護の本質的な技術だ。精神障がいを持つ人が大切にしていること、こだわっていることは、ときに私たちがすぐには理解できない場合がある。わからない理由はとりあえず“保留”にしておいて、とにかく「あなたが大切にしているものは、私も同じように大切にしますよ」という姿勢を、相手にメッセージとして伝えることだ。私たちにはゴミと見えてしまうものが、精神障がい者にとっては「自分自身の一部」である場合もある。いきなりその大切なものを捨てられたり、傷つけられたりしたら、その人は二度と心を開かない。

大切にしているものが、その人の健康によくない場合もある。その場合は、その人自身が困ったり、身体に不快感を感じ始めたタイミングを見計らって介入する。介入といっても、看護師が勝手に物を捨てたり片づけたりするのではない。その人の言葉を大切にしつつ、「あなたの体調が悪くならないように、少し片づけてみませんか」と提案し、その人の参加と同意を得てから動かす。コツは「提案」だ。

物理的な物だけでなく、その人の心理的なこだわりや奇妙とも思えるルールについても、この原則を守る。その積み重ねによって、看護師は自分を大切にしてくれる存在だとその人に思ってもらえることが重要だ。

★

ジョイニングを使ってよい関係性を始め、ストレングスモデルによってその人とともに同じ目的に向かうという同意が得られ、さらにはそれに向けた共同作業が始まれば、かかわり方も関係性もどんどん変化していく。関係性が深まれば、もっとざっくばらんに看護師の気持ちや意見を伝える段階も来るだろう。そのため、スタートのためのジョイニングの技術は、応用されながら、関係性が進んだ時期にも有効だ。しかし、精神障がいを持つ人はこれまでの経験から敏感で、脅かされやすいという基本的特徴はふまえておきたい。

3 したいこと、夢を文字にする
[その人だけのリカバリーの旅の地図を作る]

本項では、対話などを通じて見つけたストレングスを書き留め、
その人自身を含めた周囲の支援者とで、情報を共有していくためのツール
「ストレングス・マッピングシート」を紹介する。

「ストレングス・マッピングシート」は記録することのみが目的ではなく、その人との対話によってストレングスを引き出すための用紙でもある。

本項の末にはストレングス・マッピングシートを使ったかかわりの事例を紹介する。

ストレングス・マッピングシートのコンセプト
――看護の場でも使いやすい"リカバリーの地図"の作り方

「その人らしさ」を戦略にするツール

本書では、ストレングスアセスメントに使える道具（ツール）の1つとして、ストレングス・マッピングシートを用いる。

このシートに当事者と共同で取り組むことは、その人とともに環境に広く目を向けてストレングスを見つけ、育むことにつながる。しかし、シートを完成させることが目的になってしまうと、共同作業自体が難行苦行になり、本末転倒となってしまう可能性もあるので注意したい。

ゴスチャらも、ストレングスアセスメントシートを提案しており、その用途として次のような項目をあげている[*13]。今回提案のマッピングシートとも共通するので紹介する。

〈アセスメントシートの用途〉

＊その人を知るための関係づくりのツール

＊援助関係を開始するための文脈を確立するツール（援助のための最初の目標）

＊クライエントのリカバリーの旅を思い描き、共有するのに役立つツール

＊クライエント１人ひとりに合わせた目標達成の戦略を確立するためのツール

＊クライエントの健康的な側面を詳述するためのツール

＊その人の人生における日常的なことに光を当てるためのツールであり、クライエントのリカバリーに役立つ「パーソナル・メディシン（その人自身の自己治療法）」の強力な源となる。

※クライエントを「その人／患者／利用者」と置き換えて読むとわかりやすい

地図を作る――「マッピング」の意味

ここからは、ストレングス・マッピングシート（図４）を中心に紹介する。

この用紙の中央に書くのは、その人自身の言葉で表現された「私のしたいこと、夢」だ。だから、この用紙を書くためには、当事者と「夢」について話すことが前提になる。

夢を持っている当事者を中心に置き、過去から現在、未来に続くその人の物語を、私たちと共有するための「地図」を作っていくイメージだ。いわば、リカバリーの旅の地図だ。

この記録用紙を使えば、自動的にストレングスモデルを活かした実践が目の前に現れるというものではない。ただ、武道で型を習うように、この用紙を使って患者さんとコミュニケーションしているうちに、スタッフの視点が夢に向かうことへと意識化され、支援が自然とストレングスモデルになっていく。つまり、この地図を、当事者と「対話しながら作り上げる」過程そのものに意味がある。

地図を作ることが目的になって右往左往し、本来の旅が中断してしまったら、それは本末転倒だ。看護師は、記録や計画を立てることに力を入れすぎると、当事者を見失い、記録の完成や計画を立てることが目的となってしまうことがよくある。だから、ストレングスアセスメントをするときには、くれぐれも本来の目的（当事者のリカバリー）を忘れないようにしよう。このストレングス・マッピングシートは、私たち支援者が方向を見失わないための地図としても有用なのだ。

そして、とにかく“看護師の自動翻訳装置をオフにして”（p.vi）、患者さんの言葉をそのまま書くことから始める。

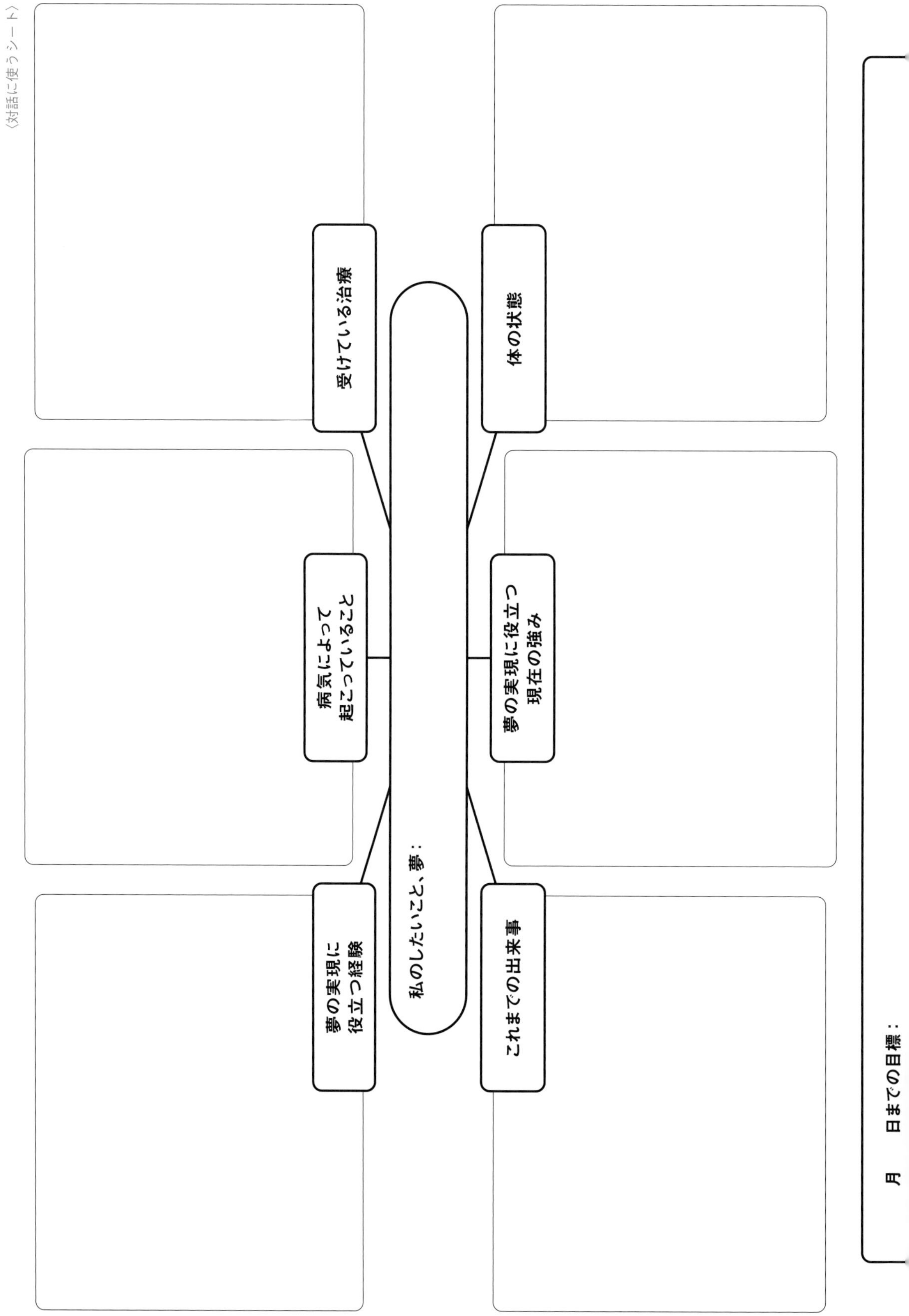

図4　ストレングス・マッピングシート

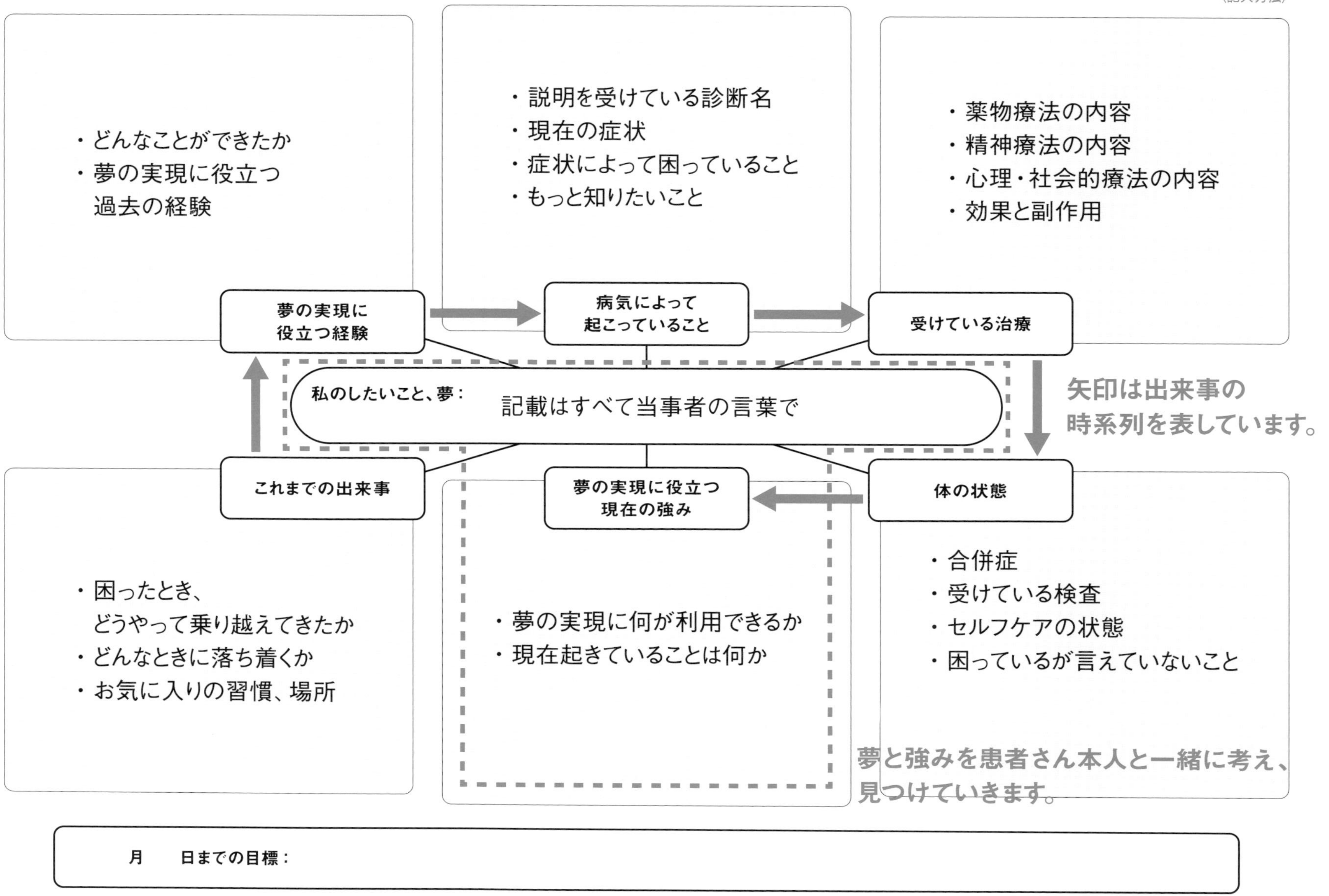
・どんなことができたか
・夢の実現に役立つ
過去の経験
・説明を受けている診断名
・現在の症状
・症状によって困っていること
・もっと知りたいこと
・薬物療法の内容
・精神療法の内容
・心理・社会的療法の内容
・効果と副作用
夢の実現に
役立つ経験
病気によって
起こっていること
受けている治療
矢印は出来事の
時系列を表しています。
私のしたいこと、夢：
記載はすべて当事者の言葉で
これまでの出来事
夢の実現に役立つ
現在の強み
体の状態
・困ったとき、
どうやって乗り越えてきたか
・どんなときに落ち着くか
・お気に入りの習慣、場所
・夢の実現に何が利用できるか
・現在起きていることは何か
・合併症
・受けている検査
・セルフケアの状態
・困っているが言えていないこと
夢と強みを患者さん本人と一緒に考え、
見つけていきます。
月　日までの目標：

「治療」「医療」もその人が使いこなすストレングスになる

これまでの看護における“アセスメント記録”との大きな違い・特徴は、これらの用紙は「患者さんのもの」であり、そしてリカバリーに向かう中で看護師とともに作り上げていく点だ。

また、ラップらが開発したオリジナルのストレングスアセスメントシートとの大きな違いは、「病気によって起こっていること」「受けている治療」「体の状態」という病気が暮らしに与える影響の3項目を同じシートに統合したことだ。

ラップらのストレングスモデルでは、地域の暮らしにおける治療の比重は小さいものとされており、アセスメントシートには項目が設けられていないが、入院中や急性期においては、身体の調子を整えることの優先度が高い。入院中に、「身体の調子を整える取り組みができた」というストレングスを持って地域に出ていってもらうためには、本人の願いや思いと医療の情報をバラバラに書くのではなく、それらが1枚に統合されていることが大事だ。そうして、看護師、福祉職、患者さん、ご家族がそれを共有し、連携して患者さんの生活を支えていけるためのステップにしたい。

また、これらの項目について当事者と対話することは、当事者が自分の病気や治療についてどのように理解しているかを知る手助けとなる。そして、したいことや夢に向かうために、それらがどのように役に立っているのか、または役に立っていないのか、その人の受けている医療に対する考え方を知ることにもつながる。拒薬の理由なども、ずばり本人に聞けばわかる、あるいは解決法が見つかることも多い。本人がやりたいことを阻害する副作用があるならば、看護師あるいは医師と共有することで調整できる可能性がある。

＊13　チャールズ・A・ラップ，リチャード・J・ゴスチャ著，田中英樹監訳：ストレングスモデル　第3版─リカバリー志向の精神保健福祉サービス，p.136，金剛出版，2014

［コラム②］

「マッピング」——概念のつながりを理解するための手法

ケア現場で使われるマッピングという手法は、概念と概念のつながりを理解するために生まれた。ケアに使うときには、チームのメンバーが知っていることの断片を集め、紙やホワイトボード、パソコンの画面に図を描いてみて、ある事柄について個々の要素の関係性や全体像をとらえる目的で活用する。

マッピングは、オーストラリアの認知症ケアの現場から活用が始まった。ケースカンファレンスの場で、新しいアイディアを得ること、ケア対象者のリスクを減らすことを目的に、チームメンバーが参加して、自分が知っている情報をそれぞれが提供する。それによって、ケア対象者の問題行動だけに集中するのではなく、新しい見方を見つけることができる方法として注目されるようになった。

マッピングの有用性を示す事例——認知症のピーター

アバディーン（2015）は、レビー小体型認知症で、施設への来訪者があるとドアをたたき続ける76歳の入居者ピーターについてのチームカンファレンスを例にとって、マッピングの有用性を説明した[*14]。

ピーターは20年間軍隊で仕事をした後、背中の外傷のために退役した。慢性の疼痛が背中にあり、25年前に結婚した2番目の妻を9か月前に亡くしていた。長期記憶は保たれ、社会的なスキルも高いが、来訪者に対しては不安を持ってドアをたたき続けてしまうことが問題になっていた。

この施設では、多くの職種が働いており、医学的知識を十分持っていないスタッフもいた。みんなでピーターについて知っている情報を出し合ったところ、「遠くはよく見えないみたい」「痛み止めを使っているけれど効いていない」「幻覚が見えている」「奥さんを亡くしてから寂しいのではないか」「前の結婚で子どもがいたけれど離婚して会えないでいることも影響しているかも」という情報が提供された。

カンファレンスのリーダーとなった看護師（どの職種でも、マッピングの活用方法を知っている人がカンファレンスのリーダーとなる）は、これらの情報をピーターという人に起こった出来事の地図として関連を整理した。さらに、問題点とともに、ピーターの強みについて、意識的にスタッフから意見を出してもらうよう努めた。

その結果、「会話がうまくできる」「昔のことはよく覚えている」「屈強で陸軍にいた」「でも、だからこそ今の状況はつらいのでは」「陸軍のときからあってうまくコントロールされていない背中の痛みが幻覚の原因では」「日常生活でスタッフがあまり手伝わないから、不安になっていても気がつかないかもしれない」「抗不安薬が効いていないみたい」ということが浮かび上がり、何に気をつけて接したらいいのかということが徐々に見えてきたという例だ。

つまり、この場合のマッピングは、スタッフがケア対象者の情報を多面的に集めることで、ネガティブな言動だけに目を奪われず、その背景にはどんなことが起きており、またその人にはどんな強みがあるのかということに気がつくために用いられたのだ。

＊14 Aberdeen SM, Leggat SG, Barraclough S: Concept Mapping; A process to promote staff learning and problem solving in residential dementia care. Dementia 9 (1), 129-151, 2010

ストレングス・マッピングシートを用いて対話するときの看護師のスタンス
――気をつけたいことを中心に

ストレングスを見つける初めの一歩

その人の願いをサポートする可能性を持つ、その人や周囲の特徴があれば、まずはそれを「役立つ資源」として書き留めておくことから始める。

たとえば、ある訪問看護利用者の家にコーヒーを淹《い》れるためのサイフォンがあった（環境）としよう。聞くと彼は、コーヒーを淹れるのが上手であることがわかった（能力）。その後、彼はコーヒーを淹れていると落ち着くのだということがわかり（関心）、実は昔、喫茶店でコーヒーを淹れる仕事をしていたことを知る（環境）。彼は誰かのためにコーヒーを淹れることが好きで、家でゆったりとコーヒーを淹れ、楽しむ生活がしたいと思っている（熱望）。

こうしたことは、その人自身に「あなたは何がしたいですか」といきなり聞いても、言葉としては出てこないかもしれない。家にあるサイフォンという道具に着目し、環境のストレングスの1つとして評価したことが入り口となって、その人がどんな人なのかという歴史を知り、その歴史から、その人がどんなことなら「したい」と思えるのか、その人が生き生きと生きられるための行動や、生きるための動機となりうるのかを知ることができる。

そして、その人自身を知りたいという看護師の姿勢とそこから始まる対話は、当事者との関係性（パートナーシップ）を育むことにつながっていく。

「問題」を肯定的に言い換えてもストレングスにはならない

問題解決モデルで見出した「問題」の、表現だけ変えればストレングスを見出したことになるのではないか、というよくある間違いがある。たとえば、親に過度に依存してしまい苦しいと感じているその人に対して、「両親思いなんですね」と言うことは、一般的に聞き心地よくその問題を言い換えただけで、本人が望んでいる方向性を見ていない。

たとえば、その人の「ボランティアがしてみたい」という願望を叶えるための支援をしているうちに、親とはほどよい距離感が保てるようになり、本人が心地いい時間が過ごせるようになれば、結果的に問題のほうが小さくなっていく。無理に言い換えるのではなく、支援の形がその人の願う方向に合わせて変わっていければ、結果的にそれはストレングスを育むことになる。

ストレングスはあると信じて、ゆっくり「聞き出す」

ストレングスアセスメントの最大の特徴であり大事なことは、「看護師だけで一方的にアセスメントしない」という点だ。これが診断とは決定的に違うポイントだ。

対話を通じてストレングスに気づき、見出すことから、当事者との共同作業が始まる。その共同作業そのものが、すでにリカバリーの旅の始まりになる。自分のストレングスを見つけ出すことも、本来は本人の仕事だが、支援者は、それが見つかるように問いかけ、行動を見守り、応援し、聞き出す役割をする。

くり返しになるが、ストレングスを見つけるために、アセスメントとして最初にすることは、その人の持つ強みや経験を何に役立てたいのか、「当事者から引き出す」ことだ。

ただし、自分がやりたいことや夢、向かっていきたい方向性について多くの人はうまく説明できない。希望を語ることができるような質問を投げかけ、その人のこれまでのいきさつにじっくり耳を傾け、これまでどんなふうに自分を表現してきたのか、またはできてこなかったのかを知り、その人が最も「願い」を表現しやすい状態をつくり出すプロセスが必要だ。ストレングスを見出すのに、ストレングス・マッピングシートが役立つのはそのような場面だ。当事者の困りごと、助けてほしいことを傾聴するのみでは、ストレングスが語られにくいが、そこにストレングス・マッピングシートがあると、夢について語ることになる。病気のつらさも、もちろん語られる。しかし、それを含めてストレングスにつなげていく対話が自然と可能になるのである。

ストレングスアセスメントは、病態のアセスメントなどと違って、用語や領域を知っていればできるというものではない。そしてまずは看護師が、その人個人や、当事者をとりまく環境に、ストレングスが宿っていることを信じることから始まる。つまり、何を見るか以上にスタンスこそが重要だ。

悩んだときには、6つの原則（p.29）に立ち戻って、自身のスタンスを振り返ってみよう。

ストレングス・マッピングシートの書き方と問いかけのコツ
――具体的には、何を聞いていくのか

本人の言葉（字）で書く

ストレングス・マッピングシートは、主に対話によるアセスメント時に活用するもので、本人に書いてもらってから面接をしてもいいし、一緒に書きながら話を聞いてもいい。本人以外の家族や看護師が書く場合も考えられるかもしれないが、その場合は色を変えるなどの工夫をするといい。

このシートは、まんべんなく情報を聞いて空欄を埋めることが目的ではない。空欄は空欄としての意味を持つ。とにかく、一般常識にとらわれた正しさや言葉づかいよりも、本人の今の言葉（字）を大事に書き留めていく。

図5に記入方法を示す。問いかける必要がある人には1つひとつ聞きながら、ともに書き進めるといい。緑の矢印はこのマッピングシート上の出来事の時系列を示しており、この順に聞いていくと対話が進めやすい。「これまでの出来事」や「夢の実現に役立つ経験」などの6つの記入項目は、それだけを単独で尋ねるのではなく、中央の「私のしたいこと、夢」と関連づけて聞くよう意識することで、ストレングスにつながる対話がしやすくなる。

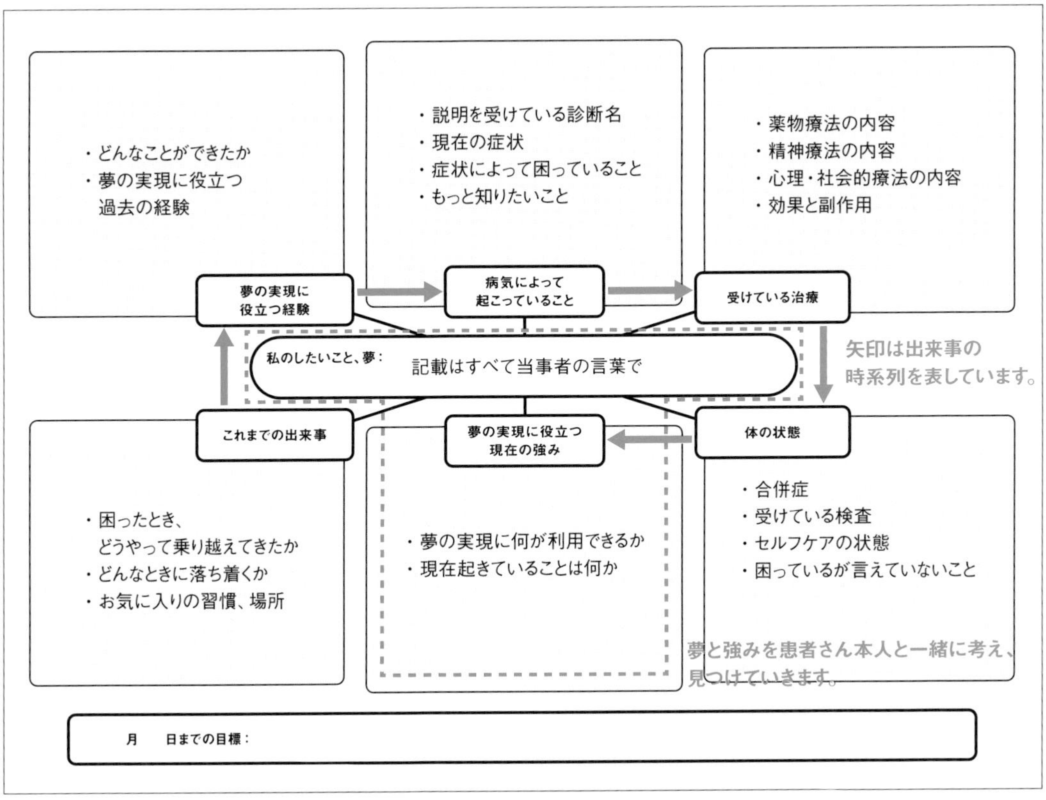

図5　ストレングス・マッピングシートの記入方法

何よりも大切な「私のしたいこと、夢」

全体を通して、その人の表現、その人の言葉で書くことが何より重要だ。文章として成り立っていないとか、日本語としてわかりにくいなどの点にはこだわらない。その人なりの表現と言葉をそのまま書き、尊重することを大切にする。

話し合いの前にシートを渡しておき、書き込んでもらってもいい。そして話し合いのときには、「私のしたいこと、夢」について対象者の言葉でもう一度語ってもらい、詳しい説明を書き加えていく。

実は、この質問には、答えられない人がいることも決して珍しくないということを忘れないようにしよう。私たちだって、「夢はなんですか」と聞かれて即答できる人は少ない。したいことや夢を思いつくためには、まずは自分の身の安全が確保されたり、周囲の人に対して安心できていなければならない。もし対象者がこの質問に答えられなかったり、思いつかないと言ったら、今はその基本的な安全が確保されていないと感じている可能性がある。そういう意味では、シートのこの欄が埋まるためには、危機の真っただ中からは少し時間が経っている必要がある。

危機の真っただ中にある人は、現実的ではない、妄想を語るかもしれない。それでも、その人が表現する言葉には、必ず意味がある。私たちが「現実的」「現実的ではない」と評価するために聞くのではないのだ。その人の言葉を、「今はそう感じているのだな」と受け止めて、書いてみよう。恐れや不安、願い、焦り、いろいろな感情が感じ取れるだろう。まずはその人の感情を聞けたということが何より貴重である。

ただし、「死にたい」という話になった場合には、「死んでほしくない」と伝え、自殺のリスクアセスメントに切り換える。

「したいこと、夢」を語れない対象者には、他の項目についての対話をまず行い、最後にもう一度この質問をしてもいい。それまでにしっかりと話を聞いていれば、どんな内容も唐突なものだとは感じないだろう。時間をかけて、その人の全体像を理解するために対話をする。その道具として使うのがストレングス・マッピングシートだ。

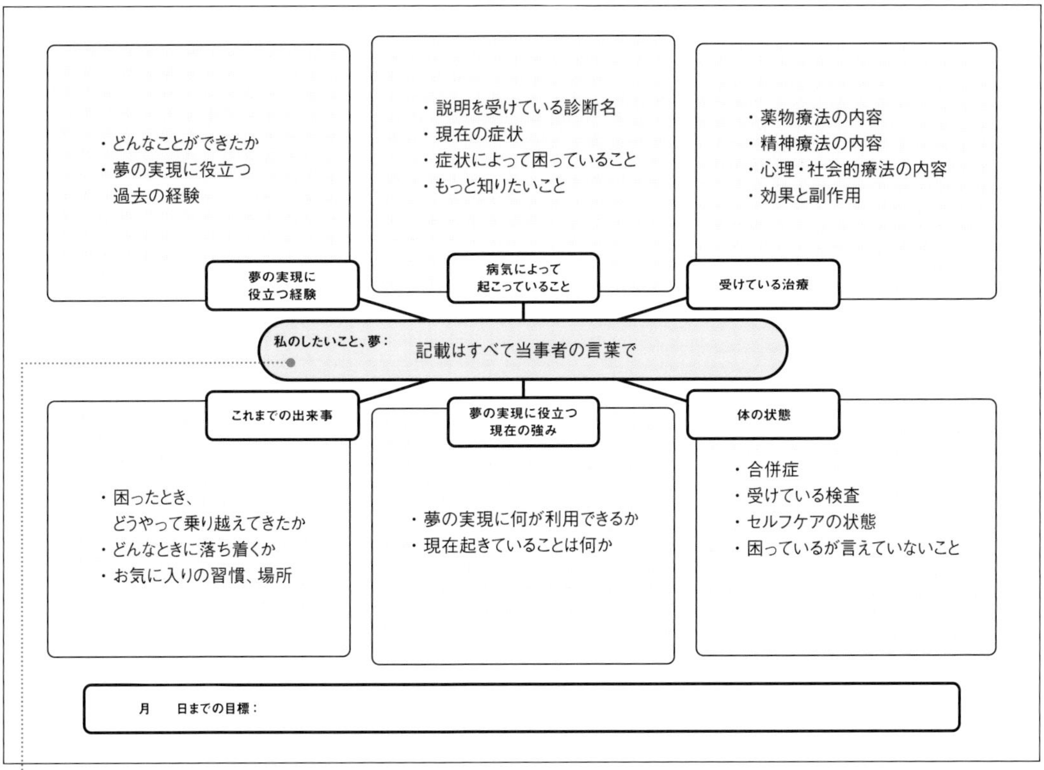
・どんなことができたか
・夢の実現に役立つ
過去の経験
・説明を受けている診断名
・現在の症状
・症状によって困っていること
・もっと知りたいこと
・薬物療法の内容
・精神療法の内容
・心理・社会的療法の内容
・効果と副作用
夢の実現に
役立つ経験
病気によって
起こっていること
受けている治療
私のしたいこと、夢：
記載はすべて当事者の言葉で
これまでの出来事
夢の実現に役立つ
現在の強み
体の状態
・困ったとき、
どうやって乗り越えてきたか
・どんなときに落ち着くか
・お気に入りの習慣、場所
・夢の実現に何が利用できるか
・現在起きていることは何か
・合併症
・受けている検査
・セルフケアの状態
・困っているが言えていないこと
月　日までの目標：

- その人自身の言葉で書いてもらおう（看護師が勝手に言い換えない）
- 即答できなくてOK。もちろん、「今は話したくありません」「わからない」という空欄もOK
- 評価や分析をしないようにしよう（現実的であるかどうかも気にしない）

〈「希望、私のしたいこと、夢」の問いかけ例〉

■ 今、やりたいと思っていることはありますか？
■ 夢はなんですか？
■ 今、楽しみにしていることは何ですか？　何をしていると、楽しいですか？
■ やりがいが持てることはありますか？
■ あなたの考える理想的な暮らしは、どのようなものですか？
■ 今の生活環境から１つ変えたいとしたら、何ですか？
■ 今住んでいるところは気に入っていますか？　他に住みたいところはありますか？

これまでの出来事

「これまでの出来事」では、これまでに生きてきた中で出合った楽しかったこと、直面した困難などの物語を聞いてみよう。それらは必ずしもネガティブなものばかりではない。家族歴やそれまでの情報で知っていたつもりのことでも、本人に尋ねたら、これまでのイメージを見直すようなことが見つかることもよくあるものだ。

逆にネガティブなものであったとしても、そうした「多くの困難を乗り越えて、今ここに生きている」とその人が思えているのであれば、そのこと自体がその人のストレングスである。

看護師の勧めることになかなかのってきてくれない人は、これまでの出来事で、どうしても気になっていることがあるから前に進めないのかもしれない。あるいは、看護師が心配しすぎてあまり勧めなかったことも、実はその人は過去に難なくクリアしていて、できることだったという事実に気づくかもしれない。

確かに私たちは、その時々のその人の行動を解釈することに悩んだり、ときには意味もわからず攻撃されて、落ち込んだりしてしまうこともあるだろう。だからと言って、先回りしてあれこれ解釈したり憶測したりしないで、直接本人に聞いてみると、意外に早く答えが得られることもある。

従来の医療者－患者という関係性ではわからなかった“新しいその人の顔”を発見することが多いのも、この項目だ。看護師は、その機会を、会話を、楽しめばいい。一見夢とは関係のないように思える過去の話から、夢の種が見つかることもある。

またここは、本人の発言だけでなく、周囲にあるものや持ち物、普段その人が大切にしているものをきっかけに聞き出していくことができる。大切にしているものがあるならば、そうするようになったいきさつや理由を尋ねてみよう。その人ならではの関心や興味、熱意を持っているもの、執着のあるものから過去の話や夢を引き出していけるかもしれない。

私たち看護職は、危機にさらされて弱ったときの“その人”と出会う。だから、元気なときのその人を知らない。その人が、知っておいてほしいその人自身のこと、今の自分がなぜこのようになったと考えているか、忘れたくないと思っている自分はどんな人なのか。目の前にいるその人が、一体どんな話をしてくれるか、まずはじっくり聞いてみよう。

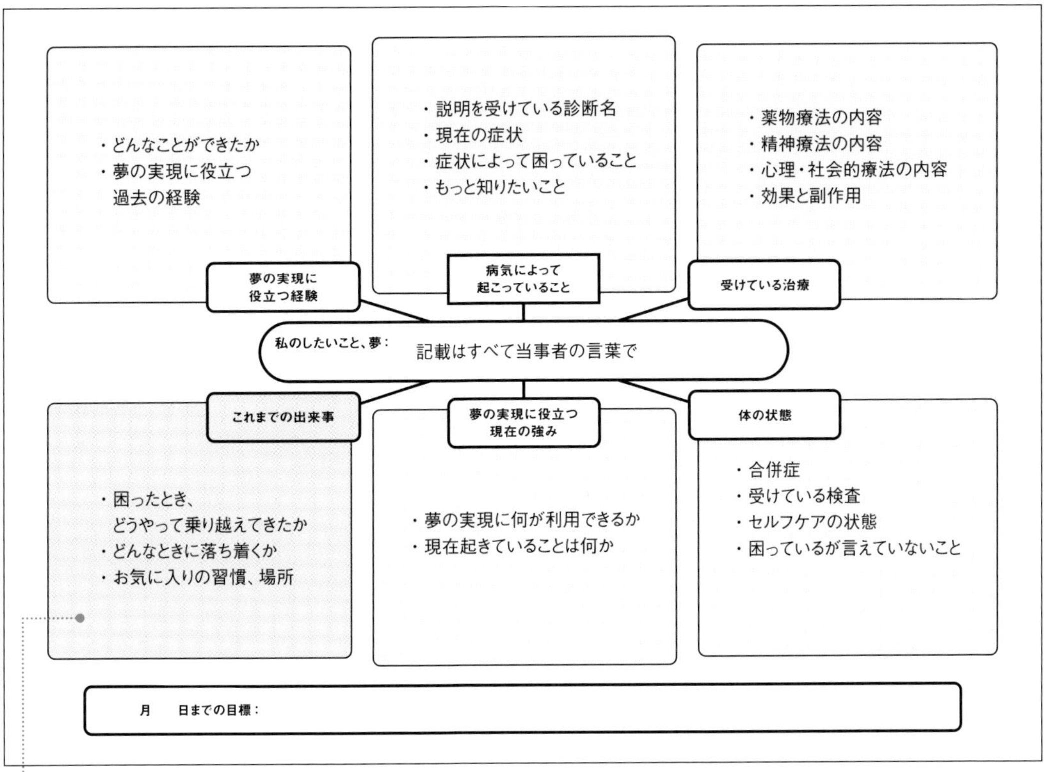

- ● 大切にしている物事や好きなものを、率直に聞いてみよう。そして、その理由やいきさつを尋ねてみよう
- ● 過去の困難なエピソードが聞けたら、どうやって乗り越えたのか尋ねてみよう

〈「これまでの出来事」の問いかけ例〉

■（夢が聞けた場合）どのようにして、その夢を持つようになったのですか？

■ これまでどんなことがあったか聞かせていただけますか？（つらかったこと、楽しかったこと）

■（大変だった話が聞けた場合）そんなときは、どうやって乗り越えていらしたのですか？

夢の実現に役立つ経験

したいこと、夢の実現のために役立つ経験を聞いてみよう。履歴書や試験ではないので、資格や裏づけといったような社会的な評価の視点は、ここでは必要ない。その人自身が、自分の強みだと思っていることを聞く。事実かどうかということもあまり重要ではない。これまでの経験として語れるものがある人は、これまでのどこかの時点では自分を肯定的に評価することができたということだ。語られたものは、自分による評価の場合も、他者からの評価の場合もあるだろう。それも当事者を知るための大切な情報だ。

ただし、自分の強みに焦点を絞ってしっかり話せる人は少ない。私たちだって自分の強みはよくわからない。コツとしては対話の中で、「こういうことが上手なんですね」「これができたんですね」と、当事者自身がはっきり気づかないでいる強みを見つけ、投げかけてみることだ。そして、「そうですね」という同意が得られたものを、シートに書き加えてみるよう促してもいい。

これまでの経験で、肯定的に評価していることが全くなく、語られない場合も、それが今のその人の事実だ。夢やしたいことが語れず、質問にも答えられない人は、かなり意気消沈している状態なのかもしれない。妄想の内容をたくさんこの項目で語る人もいるかもしれない。それが、今のその人を表している。

過去を評価したり、正解を探すのではなく、今のその人を知ろうということが何より大切だ。

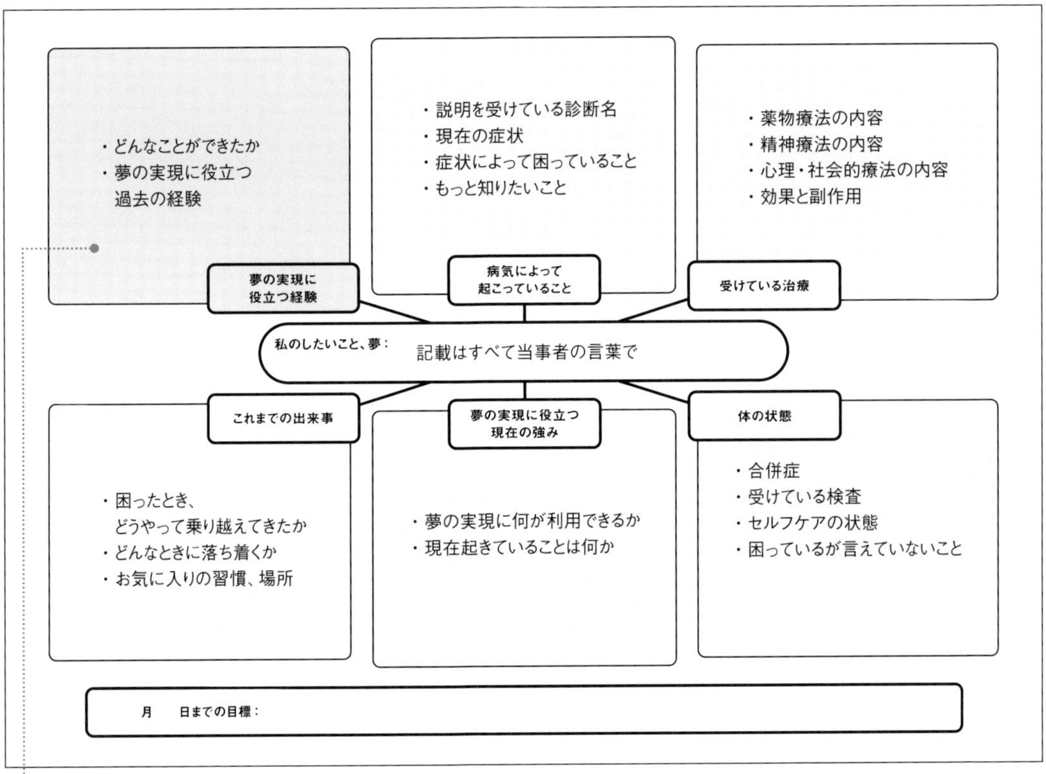
・どんなことができたか
・夢の実現に役立つ
過去の経験
・説明を受けている診断名
・現在の症状
・症状によって困っていること
・もっと知りたいこと
・薬物療法の内容
・精神療法の内容
・心理・社会的療法の内容
・効果と副作用
夢の実現に
役立つ経験
病気によって
起こっていること
受けている治療
私のしたいこと、夢：
記載はすべて当事者の言葉で
これまでの出来事
夢の実現に役立つ
現在の強み
体の状態
・困ったとき、
どうやって乗り越えてきたか
・どんなときに落ち着くか
・お気に入りの習慣、場所
・夢の実現に何が利用できるか
・現在起きていることは何か
・合併症
・受けている検査
・セルフケアの状態
・困っているが言えていないこと
月　日までの目標：

- **その人自身が考える「自分の強み（ストレングス）」を聞いてみよう。自慢話を聞かせてもらえたら、対話は楽しくなる**
- **その人自身が気づけていない場合は、看護師が感じたストレングスを投げかけてみよう。上から目線ではなく、看護師にはできないこと、ほんとうにすごいと感じたことを伝えよう**
- **「ない」でもOK。「では、これから見つけていきましょう」と対話を進めよう**

〈「夢の実現に役立つ経験」の問いかけ例〉

■ どんなことができましたか？
■ これまで、やってみてよかったなと思ったことはありますか？
■ 自分で自分を褒めたい点はありますか？
■（夢が聞けた場合）その夢を持つようになったエピソードを、教えてください。

病気によって起こっていること

「病気によって起こっていること」を聞くときは、その答えが正しいかどうかを問わないことが大事だ。当事者の気持ちにひっかかっていること、気になっていることを話してもらおう。

ストレングス・マッピングシートは対話の道具だ。カルテではないしアセスメントシートでもない。だから、当事者がとらえている自分の病気が、医療者による診断名と合っていなくても全く構わない。客観的な診断名ではなく、その人自身が「病気によって自分に何が起こっていると感じているか」を聞く。

患者さんの物語、夢やしたいこと、強みに注目するが、私たちは看護師だ。その人は、理由があって病院に来ている。病気の話もまた、大切なその人の関心事だ。ただし、聞き方には配慮する。主治医の記録と照らして間違いを指摘するようなことは絶対しない。「そんなふうに感じるんですね」「そういうことがつらいんですね」と、ときには「オウム返し」の手法を使って、その人が語っていることにしっかり耳を傾けていることを示しながら話を進める。

この会話の中で、説明がもっと必要なことや、足りない医療についての情報に気がつくかもしれない。話し合いに主治医が参加していた場合には、その場で話し合いができる。「治療について、もっと聞きたいですか」と、当事者の意向を聞いておくことも役に立つかもしれない。医療者にとっては、わかりきっているような説明も、その人にとっては受け入れが難しく理解するのに時間を要することも少なくない。そのときの“その人が理解していること”を知ることが大切だ。

してはいけないことは、「私のしたいこと、夢」から聞き始め、それに向かってその患者さん・利用者さんのこれまでを理解し、ストレングスを見出そうとしてきた矢先に、「やっぱり、病気や症状のせいで無理ですね」といった結論にもどってしまうことだ。それでは、これまでの対話が活かせない。

もちろん、病気によって起こった苦しい体験や、現在の症状、症状によって困っていることについて聞くのだから、つらい話は出てくる。しかし、その中でもその人が大切にしてきたこと、工夫、頑張ってきたことなどのエピソードが聞けるといい。主治医にもっと聞きたいこと、自分の病気についてもっと知りたいことが出てきたら、そのような前向きな気持ちを持って治療に取り組めていることをフィードバックし、それはすでにリカバリーに向かっていることだということを、ぜひその人にも伝えたい。

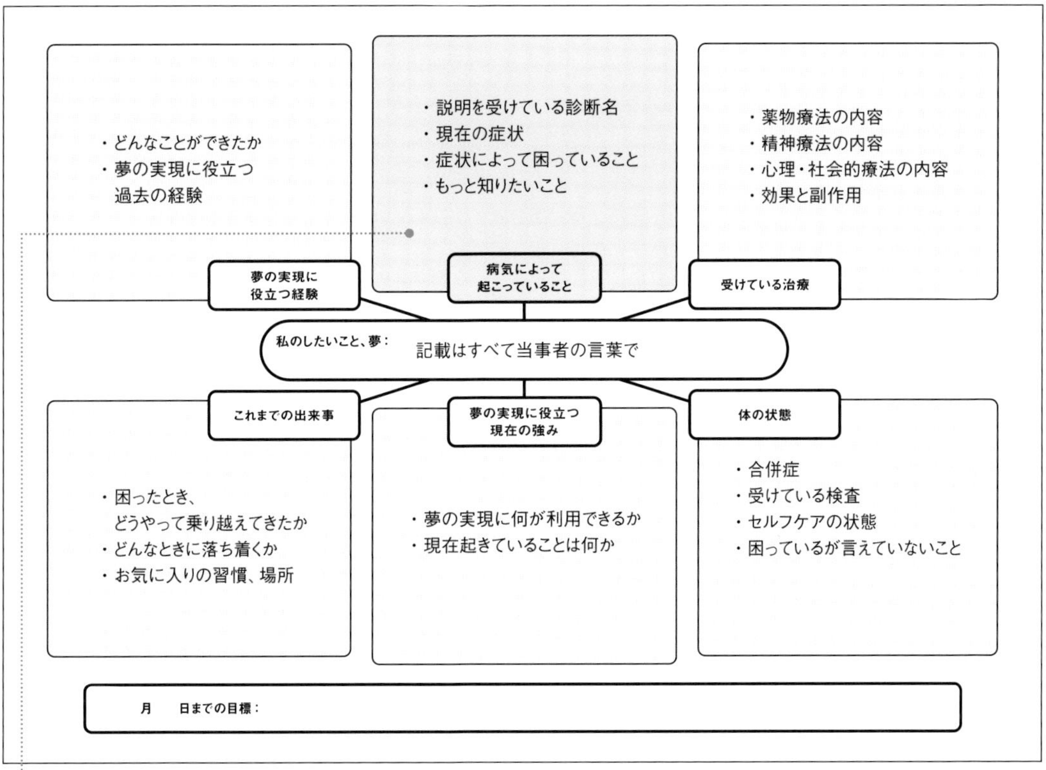

- ●その人自身がとらえている「病気・病状」について聞いてみよう
- ●「症状がつらい」という話が聞けたら、対処法や工夫していることを尋ねてみよう
- ●医療者がもっている情報との一致は必要ない（診断名も当事者が理解しているものを教えてもらう）

〈「病気によって起こっていること」の問いかけ例〉

- ■どういうことが、今つらいですか？
- ■どんなことで困っていますか？
- ■その症状への対処法は、これまでどうされてきたのですか？
- ■入院中に解決したいことは何ですか？

受けている治療

「受けている治療」の欄では、正確な処方内容は求められない。その人が何をどのように理解し、主観的にどう感じているかをありのままに聞く。ここで聞きたいのは、その人が薬物療法についてどのような説明を受け、普段どんな精神療法や心理・社会的療法を受けていると感じて（理解して）おり、それをどのように話してくれるかということだ。

受けているはずの治療についてここで語らなかったら、それは「説明を受けていない」か、「理解に至っていない」、「効果が実感されていない」ということだ。どんな治療を体験しているか、役に立っていると感じているか、いないかについて、率直に話せる機会にしよう。

この項目も「病気によって起こっていること」と同じで、カルテの情報と当事者の話が合っているかどうかは問題ではない。幻覚や妄想が内容に影響を与えていることも少なくない。その場合にも、ありのままを聞くことが、現在の症状のレベルや回復の程度を理解する助けになるはずだ。

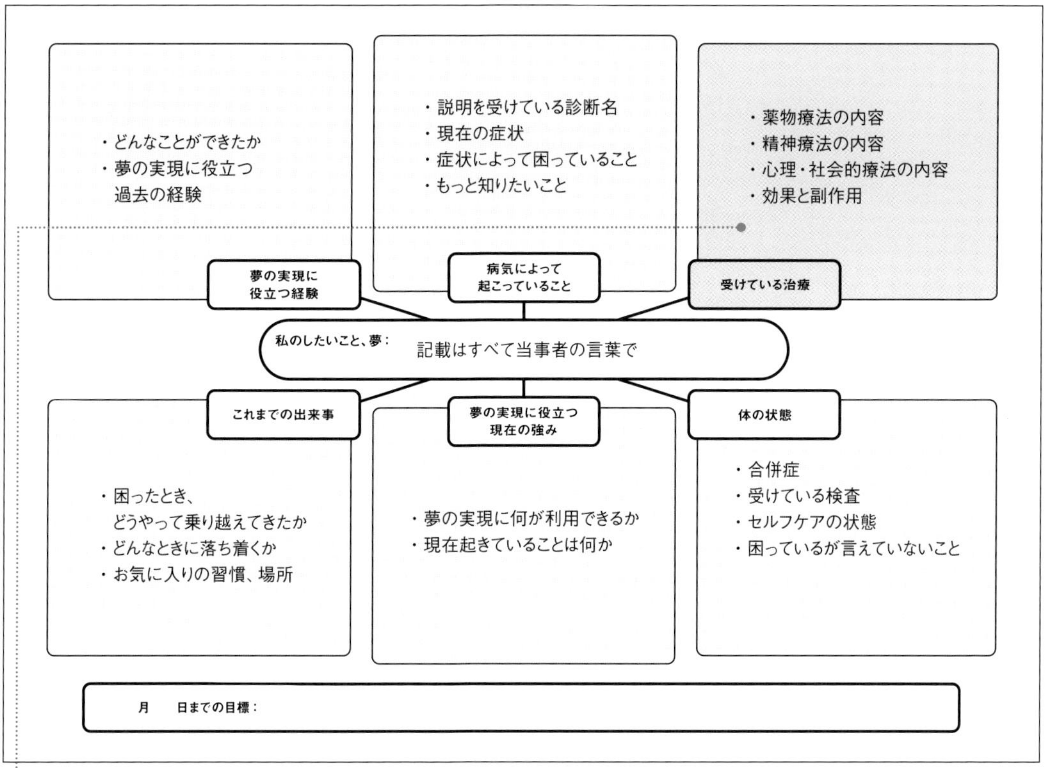

- **その人自身がとらえている「治療」について聞いてみよう**
- **医療者がもっている情報との一致は必要ない（その人自身が「役に立っている」と感じていることを書く）**

〈「受けている治療」について聞く問いかけ例〉

■ 今、どんな治療を受けていますか？（薬物療法、精神療法、心理・社会的療法など）
■ その治療や薬は、どのように役立っていますか？
■ 治療を受けていてつらいと感じることはありますか？

体の状態

「体の状態」の項目には、当事者が自分の体調についてどのように感じているかを記入する。これも、カルテの情報と照らして、正しいか正しくないかを評価するためではない。診断されていなくても、感じている症状があればその人の体験のままに記入する。当事者が認識している合併症（身体疾患）、受けている検査、生活の上でどんな工夫をして対処しているのか、さらに身体のことで困っていて、それまで口に出せていなかったことが語られるかもしれない。当事者が「主観的に」体験している体の状態を知るチャンスにしよう。

抗精神病薬による薬物療法の進歩は、錐体外路系の副作用の軽減に大きく貢献した。同時に、外からは見えにくく、生命や生活の質にかかわる、代謝系・内分泌系の副作用に注意することが重要になった。

当事者との対話のこの部分は、看護師が当事者の身体の調子を大切に思っていること、不調があればどんな小さなことでも知りたいと思っていることを伝える機会にもなる。心理的な危機状態にあると、身体の症状を感知できなくなることは私たちにもよく起こる。「そういえばこの頃、身体のこの部分の調子が悪かった」ということを対話の中で意識化してもらえたらいい。

私たちが専門用語で話す言葉とは表現がやや違うかもしれないが、当事者の感覚が何より大切だ。その人の言葉や内容をそのまま受け止め、大切にしながら聞こう。

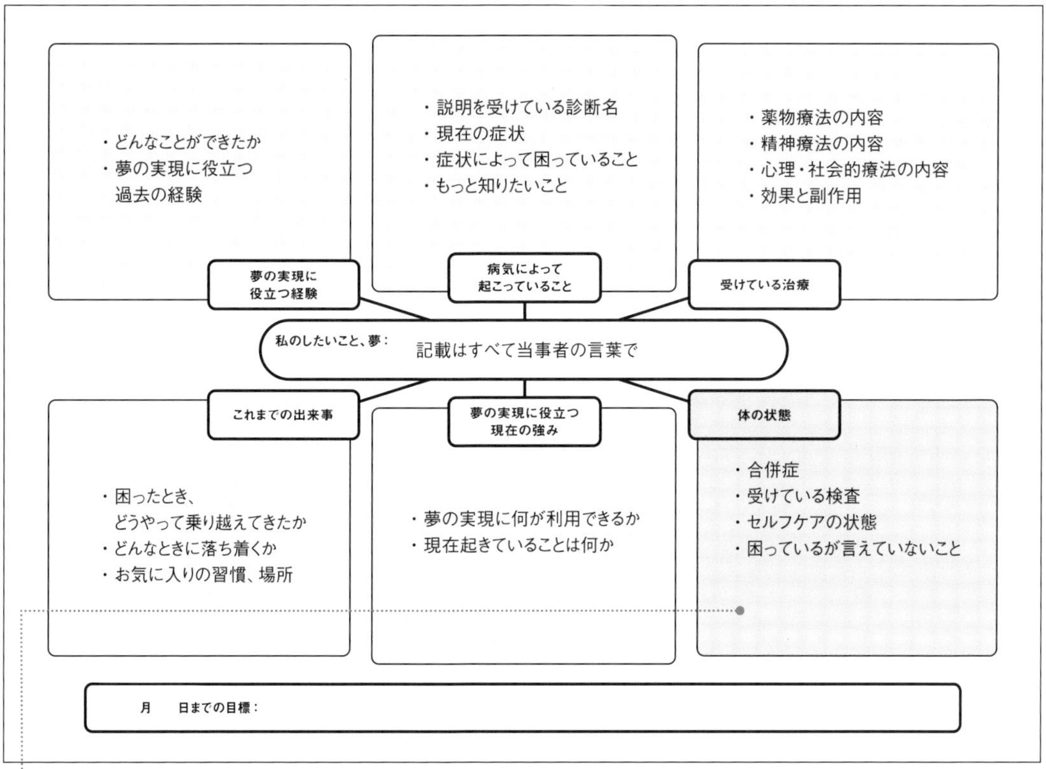

●その人自身が主観的に感じている、「今の身体の調子」を聞いてみよう
●その人自身の感性、感覚や表現方法で書こう（医療・看護用語にしてしまわないように注意）

〈「体の状態」を聞く問いかけ例〉

■ お体の具合はどうですか？
■ 痛みはありますか？
■ 困っている症状がありますか？
■ どんなふうに困りますか？

夢の実現に役立つ現在の強み

この項目は、現在の状況をまとめ、「したいこと、夢」の実現に向けて、今その人にはどんな強みや好ましい状況があり、「何を活用できるか」を記入する。つまり現在の当事者のストレングスを聞く項目だ。聞いてみると不思議と、過去の強みと同じような内容が書かれることはなく、現在のその人が持っている強みがしっかりと書かれることが多い。

「これまでの出来事」に始まって、看護師とともにこれまでと現在とを丁寧にたどる対話が、もしかしたら当事者の、「自分のとらえ方」を変えるかもしれない。私たちが想像するよりも、当事者は自分の強いところ、できることに自ら気がつくことができる。そしてそれは、私たちが対話をするときに、当事者をリスペクトし、可能性を信じて会話を進めることができたときに起こる。

コツは、対話全体のちょっとしたところにある。ネガティブな単語を多用しないこと。決めつけないで、当事者が使った言葉をそのままに使い、さらに語りを続けられるようにオープンな語尾★で問いかけることだ。

★オープンな語尾での問いかけ＝「はい／いいえ」で答えられるような質問ではなく、「どんなふうに？」と問いかけることや当事者の言葉をそのままくり返すことなどによって、当事者が自分の語った言葉を看護師の言語化によって聞き、それを使って話を豊かに進められるようにする会話の方法。

アイメッセージも有効だ。相手を主語にして「あなたは○○なんですね」というと、決めつけになりやすい。「私はあなたのお話を聞いて、○○と感じました」と、看護師自身を主語にして、看護師自身が感じた気持ちを伝えることを、アイ（自分＝I）メッセージという。看護師が自分の気持ちを開示することにもなり、対話を深めることにつながる。

対象者の言葉を尊重するということは、その言葉を対象者がどのように使っているかに関心を持って、わかったふりや知ったかぶりをせず、詳しく聞かせてくださいという姿勢を保ち続けることだ。そのようなプロセスを、看護師とともに時間をかけて過ごしていくことを通じて、患者さんは自分の体験を整理し、今後のことや自分の夢について語れるようになる。

ここまで話をして、自分の今の強みが語れるようになった人には、もう一度、「したいこと、夢」を聞いてみよう。もしかしたら、これまでの対話の中ですでに語ら

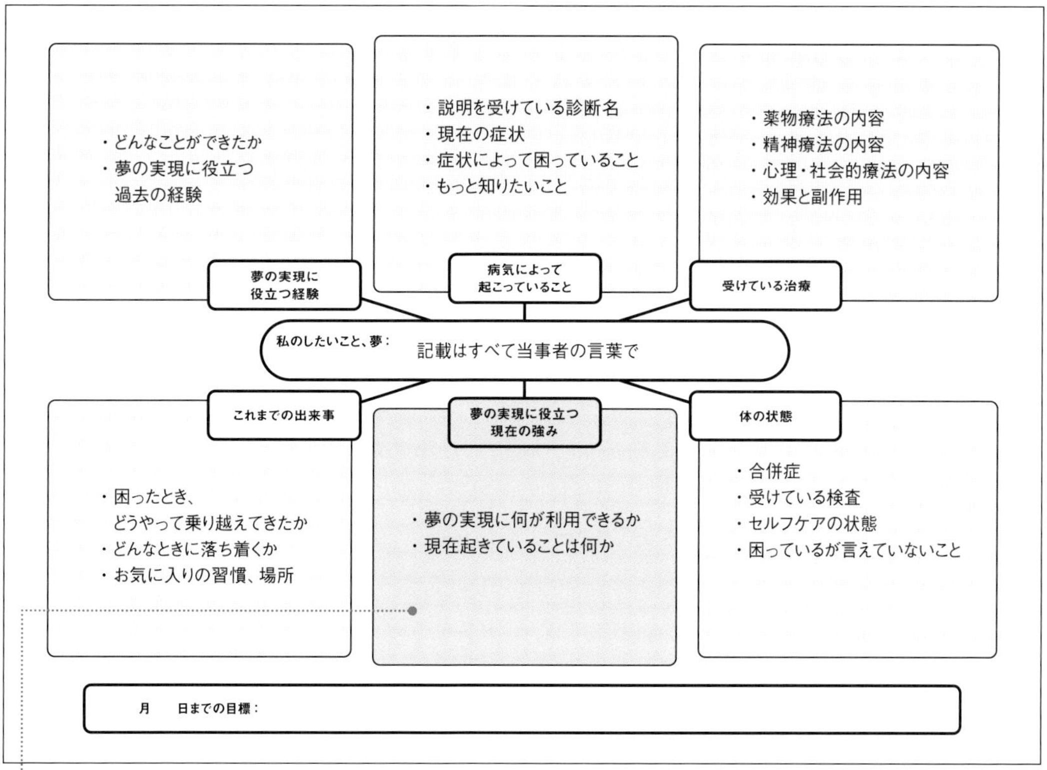

- **「したいこと、夢」が聞けた人には、どんな強み（ストレングス）が使えそうか聞いてみよう**
- **対話が進むにつれて、想像以上にその人は、自分のストレングスを話せるようになっている。さらに問いかけてみよう**
- **どんな答えになってもいい開かれた問いかけ（どんなふうに？　なぜ？）を使って、楽しんで対話を深めよう**

〈「夢の実現に役立つ現在の強み」の問いかけ例〉

■ したいこと（夢）に役立ちそうな、あなたの強みは何ですか？

■ それはどんなふうに役立ちそうでしょうか？

■ （「ない」と言われた場合）これから一緒に探してみましょう。

れていたにもかかわらず、自分たちでも気づいていないのかもしれない。そのときには、質問項目の順番や枠組みにとらわれる必要はない。「そういえば、こうおっしゃっていましたね」と一緒に思い出しながら、地図（マッピングシート）を見返し、いろいろなところにさらに書き込んでいこう。

○月○日までの目標

「したいこと、夢」についてのこれまでの情報から、これから2週間に何をしたいかについて具体的な目標を立てる（詳しくは「4. 行動計画・看護計画を立てる」，p.80）。ここでも、看護師が“翻訳”しないように気をつける。その人ができると思

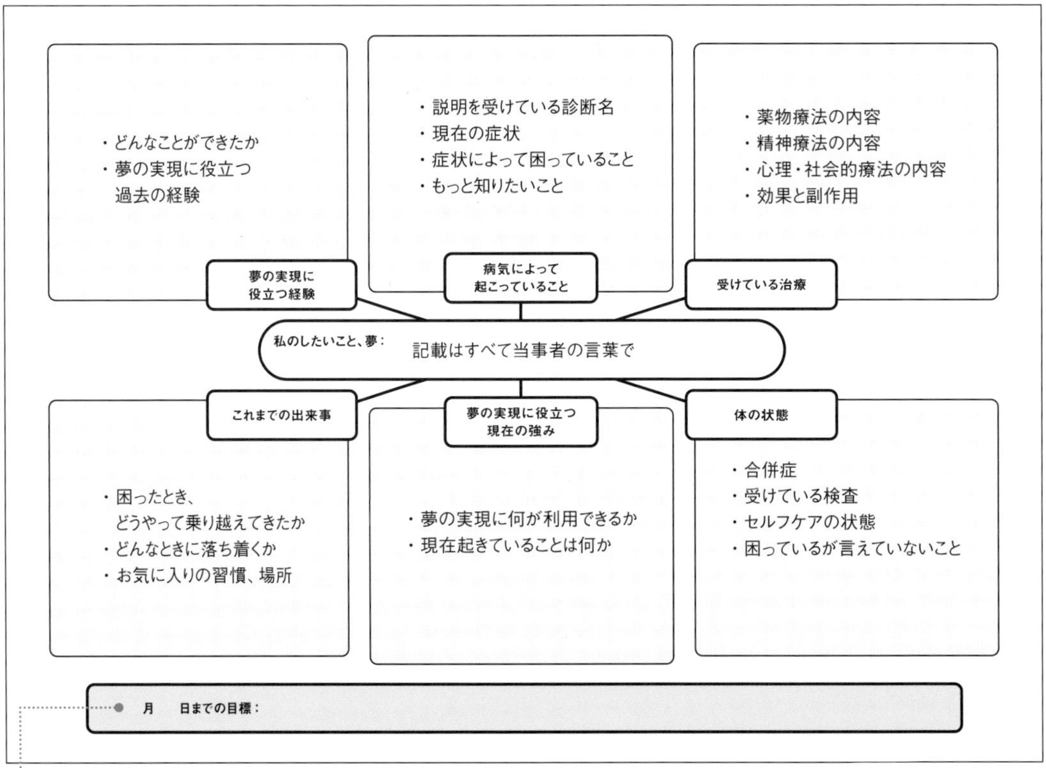

- **したいこと、夢に向かって取り組んでみようと思ったことを尋ねてみよう**
- **目標が具体的に出てきたら、「いつまでに」「誰が何をするのか」を整理してみよう**
- **その人の「行動してみたい」という意思表明を大事にしよう（“目標の出来”にこだわりすぎないように注意）**

う行動を、その人自身の言葉で表現することに重点を置く。看護師は対話の中で、その目標が「したいこと、夢」に向かって立てられるよう支援するが、病的な体験が強い場合などは、必ずしも現実的には感じられず、話に整合性がない場合もあるだろう。

ストレングス・マッピングシートで最も大切なのは、当事者が自分の意思で何をしたいか、できるかを表現することなので、目標の出来にはこだわらない。「そういうことがしたいんですね」という、その人の他者への「意思の表明」そのものを大切にしたい。当事者は、医療者とのかかわりで「意思の表明」を大切にされてこなかった場合も多くある。

ストレングスモデルの肝——対話を楽しめるかどうか

ストレングスアセスメントは、まんべんなく話を聞くことが目的ではない。対話を通してその人のことを知りたいと支援者が願うこと。自分のしたいこと、夢を支援者が理解し、その上で、それに向けて自分を支援してくれるのだと当事者が信じられることが一番大切だ。このことを話したいようだ、このことをもっと聞いてみたい、もっと知りたいという、互いの自然な気持ちに従って聞いてみよう。

対話の時期によっては、症状に圧倒されていて、ポジティブな気持ちになれないでいることも当然ある。書くことが苦手な人や、文字にすることで圧迫感を感じる人もいる。そのようなときにもシートの記入にこだわる必要はない。支援者が話をするとき、聞くときのガイドとしてシートの項目を使ってもいい。しかし、必ず次の対話の機会を設定して、前回の対話から今日までに工夫したことやよくなったことなど、したいことや夢に向かって前進していることが感じられるような対話の機会にしよう。

それまで知らなかったその人のことが1つでも見つかれば、その対話は大成功だ。対話は、時間がかかる回り道のように見えて、最終的には近道だ。その後にも、対話を通じて信頼できると感じられた人間関係は活きてくる。誰にもわかってもらえないと絶望しないでいられる。何より、患者さんの看護師を見る目が変わってくる。

看護師も、本気でその人の夢を、楽しめるかどうか。夢が叶うかどうかの前に、そういう雰囲気で話せる仲をつくれるかどうかが、まずはストレングスモデルの肝だ。

［ストレングス・マッピングシートと対話の基本９箇条］

1　問題解決モデルから伴走型モデルに転換すると楽になる。

2　本人が何でも知っている（看護師は当事者のことを知らない）。

3　このシートは単なる「メモ用紙」「情報収集用紙」である。

4　このシートで収集された情報は
すべてストレングス（強み）の方向で書こう。

5　どんな夢なのか、関心を持って聞いてみよう
（聞く側にとっても興味がある部分を見つけて、楽しんで聞こう）。

6　夢が実現可能かどうか（「いい」「悪い」「現実的」「無理」「大きすぎる」なども含めて）はジャッジしない。決めつけない。
どのような夢でも、目標への小さな一歩（スモールステップ）に下ろすことは可能だ。

7　ポジティブな方向の言葉（～できる）を使おう。

8　看護師の推測や思い込みで進めてしまうのではなく、
すべて本人に聞こう。

9　Why「なぜ」じゃなくてHow「どんなふうに」と聞こう。

動画でみる対話の技術とアセスメント・フィードバックのポイント

ここまで述べてきた、ストレングス・マッピングシートを用いた対話の考え方や、具体的な技術、アセスメントのポイントを、本書のWeb付録動画で確認してみてほしい（閲覧方法はp. x）。動画では、ほとんどの時間を当事者自身が語っていること、看護師はその語りを注意深く聞き、いくつかのスキルを用いて、当事者が語る内容をアセスメントし、当事者をエンパワメントしていることがわかっていただけると思う。

【skill】 当事者の語りをエンパワメントする技術

対話では下記のようなスキルが用いられており、Web付録動画のうち「対話のポイントとスキルがわかる編集版」で該当場面を表示している。

・当事者自身の言葉の語尾をくり返し、その先を語ってもらう
・時系列での語りを促し、理解する。わからないところをそのままにして流さない
・出来事の理解のための質問を続けながら、感動したことを率直に伝える
・当事者の言葉を用いて焦点化する
・当事者自身で行動できた力についてフィードバックする
・自律的なセルフケアの重要性をフィードバックする
・対話の内容を理解するのに役立つ自己開示をする
・シートの項目に沿って、話を次に進めることができる（当事者の反応を注意深く観察し、1つの話題に深入りしすぎない）
・当事者のリカバリーの感覚が伝わってくる言葉をフィードバックする
・書いてあることを声に出して読み、その先の語りを促す
・当事者の言葉をくり返し、その先の語りを促す
・ポジティブな言葉を使ってフィードバックする
・書いてあることの詳細の語りを促すために声に出して読む
・当事者の興味ある事柄についてジョイニングする
・当事者ができたことを言葉に出して確認し、ねぎらう
・当事者の力についてフィードバックし、強みの統合を促す
・夢の実現につながる内容で、実際にできていることをフィードバックする
・当事者の強みをフィードバックする
・何もかもがうまくいっているわけでなくても、苦手な時期があっても、着実に前に進んでいることをフィードバックするために未来志向の言葉を使う

【point】 対話中のアセスメントおよび当事者へのフィードバックのポイント

下記に挙げるのは、対話中のアセスメントのポイントだ。どこでアセスメントし、フィードバックしているかを、Web付録動画「対話のポイントとスキルがわかる編集版」で示した。番号と照らし合わせてみていただきたい。

①記入された内容を、当事者に自身の言葉で語ってもらうことで、当事者の思考の特徴や、気になっていることなどを知る
②当事者は将来の具体的職業の目標について現時点では語れないことに緊張があるとアセスメントし、年齢からそれは当たり前と思うことを伝えている。
③過去の入院の経験について、入院期間や症状を語ってもらい、状況を理解する
④早期に治療を開始できたことを知り、それはよい予後につながることを伝える
⑤当事者の強いリカバリー感を言葉から知る
⑥ポジティブな変化を語っていることに、「よかった」と言葉でフィードバックする
⑦困難について話すときは、いったんオープンな質問を挟み、無理なく話せる範囲を知る（ここでは思考障害、認知機能障害の程度をアセスメントし、どのようなことならつらくないかを聞いている）
⑧興味ある話題をアセスメントするジョイニングを行い、主治医との関係性についても情報を得る
⑨治療薬について聞く。当事者自身が飲んでいる薬について最も詳しく知っているのだという姿勢を示すため、「教えていただく」という言葉を使う
⑩薬についてここでは詳しく語りたくないのかなと感じられたため、錠数が減ったという変化に焦点を当てて語ってもらう
⑪薬の効果を具体的に語ってくれている。
⑫急性増悪時の具体的状況について。時期と期間の情報を得ることで病状がわかる
⑬治療の効果とともに、どんな副作用がつらく、どの薬が飲みにくいかがわかる
⑭今具体的な職業についての目標が必要なのではなく、今できていることが夢につながることを保証する
⑮当事者から、そうしましょうという明るく強い答えが返ってきている

［コラム③］　【グループでのストレングス・マッピングシート利用――長谷川病院の場合】

Q. ストレングス・マッピングシートをグループで使うことは可能ですか?

A. グループで書いてもらうことは可能です。しかしグループの後、必ず当事者個人とストレングス・マッピングシートを使って話をしましょう

当院でもこのような質問が現場から出ることがあります。注意しなければならないのは、ストレングス・マッピングシートは「当事者の話を聴く」ためのものです。それにより当事者は看護師にしっかり話を聴いてもらう体験や、自分を尊重される体験、夢や希望・自分の思いを語っていいのだという体験をしていきます。

グループでストレングス・マッピングシートを書いてもらうと、ほかの参加者と一緒に相談したり、見せ合ったりしながらシートを書いたり、看護師も同時に複数人のサポートができるというメリットがあります。一方、1人ひとりは前述のようなストレングス・マッピングシートの一番の目的を体験できなくなります。

グループで利用する際には「情報をとること」が目的にならないように、①グループで書くところまで行い、②その後、個別にストレングス・マッピングシートを使って話をする方法をお勧めしています。

(医療法人社団積信会長谷川病院 CSN室長　精神看護専門看護師　後藤優子)

4 行動計画・看護計画を立てる
[夢への道程を分割し、役割を分担する]

対話によって当事者の「したいこと、夢」がわかったら、次に当事者と協力しながら短期目標を立てる。ここが、ストレングスモデル看護実践の第2の勘所である。

本項では、当事者とともに夢を「短期目標」というスモールステップに分ける方法と、目標をもとに看護計画を立てることについて解説する。

夢を短期目標に分割する方法
——その人が見ている“目の前のこと”とは

誰が、何を、どのように、どれくらいの頻度で

夢、やりたいことという「リカバリーの方向」についての対話をしたら、その方向に向かうために、短期目標を当事者とともに考える。期間は2週間程度を目安にするが、1週間でもいいし、外来通院や訪問看護の頻度に合わせても構わない。次の話し合いまでに何をするかを、一緒に考える。

このとき、目標と具体的な行動計画をそれぞれ考える。記録の様式はどのようなものでもいい。ストレングス・マッピングシート内には、短期目標を記入できる欄を下部に設けてある。行動計画はもちろん自由に設定していいが、コツとしては「誰が、何を、どのように、どれくらいの頻度で」というように設定ができていると、後で振り返りやすい。行動計画では特に、主語をつける。○○さんがめざす方向性に向かうとき、「○○さんは」何をどのようにして、「看護師は」何をどのようにサポートするのかを意識して考える（図6）。

目標を立てるときにも「自動翻訳装置」に注意!

○○さんへの問いかけは、「では、この夢を実現するために、この2週間でどのようにしていきましょうか？」である。ここでもう一度注意しなくてはならないこ

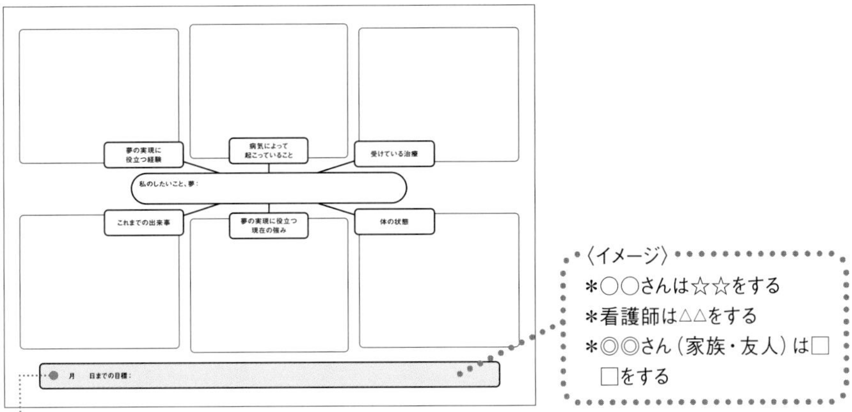

夢の実現に
役立つ経験
病気によって
起こっていること
受けている治療
私のしたいこと、夢：
これまでの出来事
夢の実現に役立つ
現在の強み
体の状態
月　日までの目標：
〈イメージ〉
*○○さんは☆☆をする
*看護師は△△をする
*◎◎さん（家族・友人）は□□をする

- **目標も「その人」の言葉で**
- **したいこと、夢に向かうための「行動」目標を書く**
- **目標のあとのステップには主語をつけ、具体的にするといい（誰が、何を、どのように、どのくらいの頻度で）**

図６　短期目標を立てるときのコツ

とがある。それは、夢を聞き出すときにはコントロールできていたあの自動翻訳装置（p.vi）が、ここで知らないうちに再び頭をもたげてくることがあるということだ。

看護師はこれまで、問題解決モデルで、長期目標と短期目標を立ててきた。そのため、「目標」というものは、自分たちだけにしか立てられないと思い込んでいる。しかし、自分がしたいことに向かってどうしたいかは、やはり当事者が一番具体的に考えることができるはずだ。

「これは僕のしたいことではありません」――その人と看護師とのズレ（図7）

夢を叶えたいと思うけれど、その際、何が本人自身にとって一番大きな障壁になっているかを知ることは、一歩前へ進むためには非常に重要である。看護師にとっての、あるいは看護師が想像する障壁ではない。本人にしか見えないことやわからないことがたくさんあるはずだ。

統合失調症を発症し、自宅療養中の繁さんを例に考えてみよう。繁さんは、「仕事をすることが夢だ」と話してくれた。そこで看護師は、短期目標を立てる上で、彼の状況を見て「これだけ多くの薬を飲んでいたら、朝起きられないだろう」と考えた。事実、繁さんの生活リズムは乱れがちだった。そのことが、仕事をする上で一番障害になると看護師は思った。だから、「朝起きる練習をしましょう」といった目標を立てようとした。

しかし実は、繁さんにとって一番問題だったのは、「バスに乗って移動する」ということだった。以前、バスに乗って出勤しようとしたり外出しようとした際に苦しくなってから、バスに乗ることに恐怖を感じていたからだ。

仕事をするという夢に向かうための目標を立てるとき、そのことが一番気になっていた繁さんは、2週間のうちに、バスに乗って市役所に行き、「生活保護担当のワーカーに会うことをやってみたい」と言った。しかし、「バスに乗ろうとして苦しくなったことがある」という話は看護師にしていなかった。

さらにその看護師の頭の中には、“仕事”というと「朝起きることがまず肝心だ」という思い込みが強くあり、バスに乗って市役所に行くことと、仕事をするためのトレーニングをするということが、うまく結びつかなかった。しかも、「生活保護の担当者に会いに行く」という目的のほうに焦点を当ててしまい、「仕事」という夢とのギャップに混乱し、繁さんが妄想を言っているのかとも悩んだ。だから、「まずは生活リズムを整えよう」と熱心に勧めた。

彼はその提案に全く関心を示さなかった。そのような様子を見た看護師は、果たして繁さんは、本気で仕事がしたいのだろうかと疑問に思い、一方、繁さんは、自

〈看護師の思い（込み）〉
看護師
夢はなんですか？
繁さん
仕事をすることが夢です。
そうか。この人は生活リズムも乱れがちだし、この薬の多さでは朝起きられないだろうな……。仕事をするにはまず、朝しっかり起きられるようにならないと。
じゃあ、まずは朝起きる練習からしましょうか。
いえ、まずは生活保護担当のワーカーに会いに行ってみたいです（バスに乗って）。
え!? まずは生活リズムを整えることを先にしましょう。
生活保護のワーカーに会いたいって、仕事しないということ？語ってくれた夢も、ウソなのかな。
〈繁さんの思い〉
夢はなんですか？
仕事をすることが夢です。
じゃあ、まずは朝起きる練習からしましょうか。
え!? 自分としては、バスに乗ることが一番の不安なのだけど……。以前出勤するときや、市役所にいる（生活保護の）ワーカーに会いに行くときに、バスの中で苦しくなったことがあるからなあ。
いえ、まずは生活保護担当のワーカーに会いに行ってみたいです（バスに乗って）。
え!? まずは生活リズムを整えることを先にしましょう。
夢を聞かれたから話したのに、朝起きる練習から始めようって……なんだかお説教されたみたいでがっかりだな。バスに乗ることは、僕にとって今一番勇気のいることなのに。

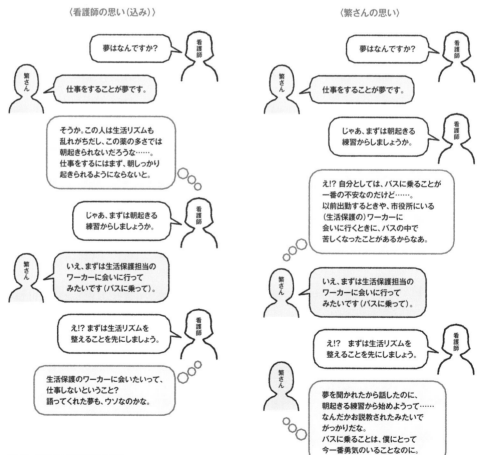

図7　その人と看護師とのズレ

分の意思ではないことを押しつけられているような気がしてがっかりした。繁さんとしては、かなり勇気を出してバスに乗るという目標を考えたのに、それをわかってくれない看護師に腹を立てた。

「その人の目線と望むルートで、まず進んでみる」こと

このエピソードには、2つの教訓が含まれている。

1つは、夢に向かう道筋で障害になることについて、繁さんから、もう少し丁寧に話を聞く必要があったということだ。「前に聞いた話だから大丈夫」とするのではなく、折に触れて、なぜそのことがその人にとって大切なのかを聞きながら目標設定を進める必要がある。それまでその人から話を聞けていたはずの看護師が、バスに乗ってみるということを突飛なアイディアだと感じたならば、遠慮せずに、一歩掘り下げて、どうしてそうしようと思ったのかをその人に聞いてみよう。

もう1つの教訓は、看護師自身にとって大変だと感じることと、当事者が大変だと感じることは異なるということだ。朝が眠いと感じていたのは、看護師自身だったかもしれない。薬を飲むと朝まで眠気が残りやすい、というのはあくまで一般的な知識であり、その人がそうなのかは別の話だ。

繁さんにとって、今の自分がしたいことと夢につながる道は、看護師とは全く違うルートで見えていた。看護師のルートと繁さんのルート、どちらを優先するかはいうまでもない。繁さんのルートでまず進んでみることが大切だ。そして、行き詰まったときにもう一度リカバリーの旅の地図（ストレングス・マッピングシート）を見返し、ストレングスを振り返りつつ考えてみる。しかしこのときも、繁さんの視線で、納得して進めるルートであることが大切だ。

看護師自身にとって大変だと感じることと、当事者が大変だと感じることは異なるということだ。朝が眠いと感じていたのは、看護師自身だったかもしれない。

目標設定もストレングスモデルの対話で

目標や計画をつくる際にも、もう一度自動翻訳装置のオフを確かめて、対話を重ねる必要がある。対話は、積み重ねていくことでさらに深い思いや経験が聞けるようになる。繁さんから見える景色を知ることは、繁さんが「やる気を起こせるきっかけ」を知ることにつながる。よくあるのが、1回目の対話では意識して看護師の自動翻訳装置をオフにできるが、気づかないうちにスイッチがオンに戻ってしまうことだ。それは逆に、一度起こしたやる気を削いでしまうことにつながりかねない。もしかしたらこのような状態を見て、他の職種から「看護師は管理的だ」と言われてしまうのかもしれない。

私がすること、あなたがすること

自分が今の状況をどうにもできないという無力感は、現在置かれている状況に圧倒されることから始まる。だから、今の状況を分析して、できることとできないことを分けてみる。これは、ストレングスモデルに限った方法ではない。従来の問題解決モデルでも活用していた手法だ。

そして、できることについては、当事者を含めて誰がどのようにしたならできるのか、当事者の意見をもとに仕分けていく。これが、助けになる。ケアプランを立てるという作業が、このような課題の分割と仕分け（スモールステップに分けること）につながるといい。そして、仕分けのときも看護師の独断で行わず、当事者の意見をもとに行う。このときの考え方は、「誰が」「何をするのか」という2つの要素を明確にすることだ。当事者が「自分にはできない」と感じることがあれば、どんなことなら進められるかを話し合い、看護師やその他の支援者ができることがあるかを検討し、分担を提案する。すると、大きかった課題は、それぞれが取り組めることに分割され、さらに主語も明確になる。看護師は看護師で、何もかもしてあげなくてはならないのではないかと思い込んでいることも多く、その結果無力感に陥る場合がある。当事者にしかできない部分を、当事者がするのだと明確にするだけで、無用な負担感が減る場合も少なくない。

互いにかかえ込まないで、その人の望むリカバリーの方向性に向かって、どのように協力体制を組めるかを相談する。当事者とともに目標を設定するストレングスモデルのかかわりでは、当事者と看護師のめざす方向性が同じなので、1人で取り組むよりも楽になるはずだ。

目標達成の判断

課題が大きな塊で横たわっていると、その全部が解決されるまで、解決されたとは思えない。しかし、前述のように分割され、するべきことが細かくなっていることで、前進しやすくなる。取り組みを分割し、主語を明確にすることにはこのような利点もある。

さらに、課題が解決したかどうかを、看護師が一方的に評価することは避けたい。ぜひこの「評価」も、ポジティブな表現による本人との対話によって行ってほしい。

課題の分割は難しく、そのときには精一杯お互いに取り組んだとしても、後になって目標がずれていると感じられることは多い。しかしその「ズレ」は、分割の仕方をどのような方向に修正すればいいのかを、具体的に考えるためのヒントになる。それ自体が対話の材料だ。最初から完全にしっくりする、パーフェクトな目標をつくることなど、誰にもできない。「何かしっくりこない」「どうしてだろう」という振り返りの対話をくり返すことで、目標ができてゆく。

看護計画への活用
——リカバリーの方向性と矛盾しない看護とは

「本人がすること」と「看護師がすること」を分ける

目標と行動計画、そして役割分担ができたら、「本人がすること」と「看護師がすること」を分けて看護計画を立てる（p.88に記録様式の1例を示した）。せっかく目標を当事者の言葉で考えても、具体的なステップを設定する段階で看護師が勝手に書き換えてしまうと、ケアの方向性が、その人のめざすリカバリーの方向性からずれてしまう。看護師が持っている自動翻訳装置の感度は高いため、「計画」という単語を認知したとたん、作動し始めてしまう。本人がすることと看護師がすることを明示することで、看護師だけが何かをしてあげるという先走りをコントロールすることができる。

短期目標やケアプランという形式は、これまでのSOAP方式と同じだ。異なる点は、アセスメントのスタンスがストレングスモデルに変わり、ツールがストレングス・マッピングシートに変わったこと。そして、看護計画を看護師だけで立てないで、当事者と協働して話し合いによって主語を明確にし、できるだけ小さなステップに分けて立てるということである。主語を明確にして役割を分担してあれば、本人との同意によって立てた計画であるため、記録もそのまま書けばいい。

まずはストレングス・マッピングシートに、当事者の言葉で「したいこと、夢」を記入する。次に短期目標を期日とともに記入する。これまでSOAPを使っていた場合には、その人の夢としたいことを追加する。アセスメントが対話によって行われていれば、経時記録の用紙にストレングスを書くことで活用できる。

他の看護モデルとの統合

セルフケアモデルのような既存の看護モデルとストレングスモデルをどのように統合させるか、という質問を受けることがあるが、これらは相反するものではない。

「セルフケアができているか」というアセスメントのスタンスは客観的であるため、看護師の思考が問題解決モデルに傾いていきがちだ。セルフケアのアセスメントも、「その人のリカバリーをめざすこと」に着眼し、その人との対話の中でできたならば、モデルの統合はすでにできている。

たとえば、入院中の患者さんの「カラオケに行きたい」という夢を実現するために、駅前のカラオケ店に行った帰り、自ら「もう少しきれいな格好をしていこう」と考えるかもしれない。夢に向かうという目標のもとでは、ストレングスモデルもセルフケアモデルも同じ方向に向かって役立てられることになる。“何に向けた”セルフケアなのかを、その人のしたいこと、夢との関連から考えてみよう。

5 看護記録に活用する
[ストレングスを記録・共有しよう]

対話によって見出されたストレングスや、対話のプロセスを記録したストレングス・マッピングシートは、特に当事者の言葉を「そのまま」記録することによって、当事者のストレングスをチームで共有するための看護記録として活用することができる。

ここでも、看護師の自動翻訳装置はもちろんオフにしておくことが肝要だ。

　ストレングス・マッピングシートに、当事者が語ったままの言葉が記載され、それを他のチームメンバーが読むことで、当事者を交えたカンファレンスに参加するのと同じように、当事者の願いを知ることができる。特に当事者自身の筆跡で書かれている場合、その文字内容だけでなく、どのような状態や気持ちで記載したかまで伝わってくる。直筆の文字のもたらす情報量は驚くほど多い。そのため、お勧めは電子カルテにストレングス・マッピングシートをそのまま収載する方法だ。電子カルテにストレングス・マッピングシートを保管する方法についてはp.90を参照してほしい。

　ストレングス・マッピングシートをそのまま保管できない場合には、図8のような記録様式を使って情報を転記することも可能である。その場合には、看護師の言葉で言い換えることをしないで、本人の言葉のまま転記するようにしよう。

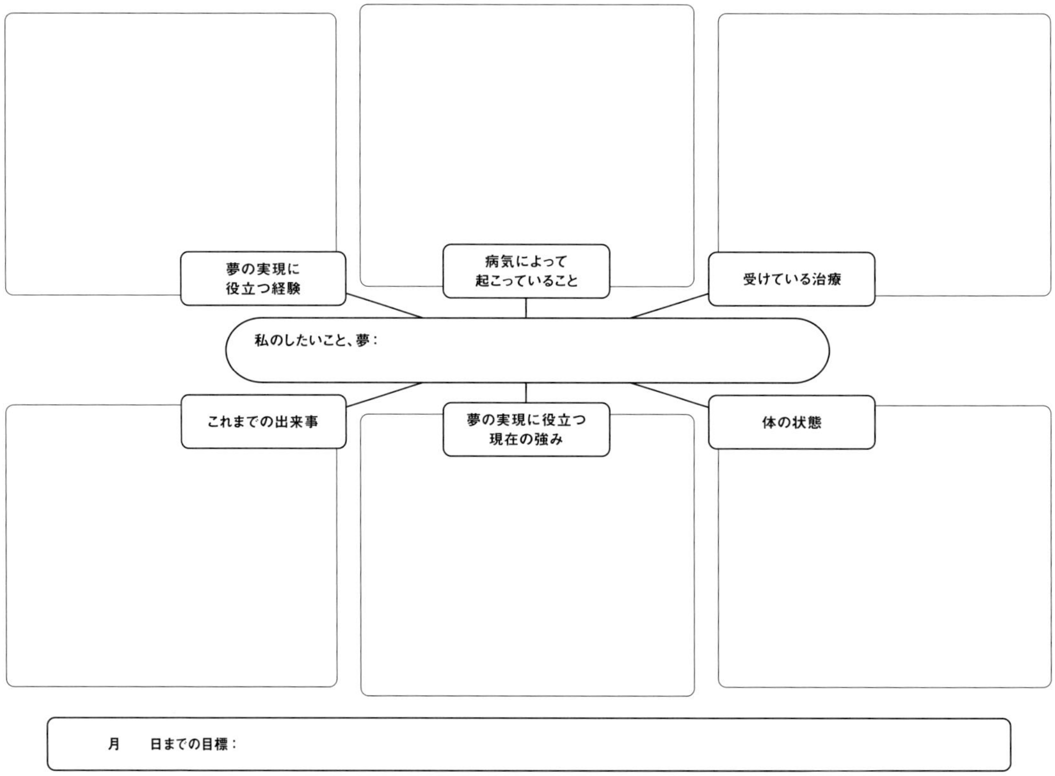

私のしたいこと、夢（本人の言葉で）	
これまでの出来事	
夢の実現に 役立つ経験	
病気によって 起こっていること	
受けている治療	
体の状態	
夢の実現に役立つ 現在の強み	

図８　ストレングス・マッピングシートの内容を転記する記録様式の例

夢の実現のために取り組むこと	看護目標（目標達成の目安）
	〈短期目標（2 週間程度）〉 〈長期目標（3 か月程度）〉

当事者が取り組むこと	看護師が取り組むこと

図 8　ストレングス・マッピングシートの内容を転記する記録様式の例（つづき）

［コラム④］　【ストレングスモデル仕様の電子カルテとは——長谷川病院の場合】

Q. ストレングス・マッピングシートは、電子カルテを使っている病院でも実装（活用）できるの？

A. 活用できます。その場合も、当事者の話を真摯に聴き、自分らしい人生を歩む（支える）ためのものであることを忘れないようにしましょう

ストレングス・マッピングシートを電子カルテで使う方法はいろいろあると思いますが、当院の実例を挙げてみます。

・ストレングス・マッピングシートを使った当事者との面談は、紙で行う
　入院して少し落ち着いたところで看護師からマッピングシートを渡し、その後それをもとに面談する（面談をしながら書いてもらう場合もある）
・当事者が書けない場合は代筆するが、看護師の言葉ではなく、あくまでも当事者の話した言葉を使う
・面談後、ストレングス・マッピングシートをいったん看護師が預かり、シートをスキャンして当事者の電子カルテと連動した別サーバーへ保存する
・原本は当事者へ返却する

電子カルテから、ストレングス・マッピングシートにすぐにアクセスできるので、どのような夢や思いを抱いていたのかを経時的に短時間で振り返ることが可能です。

Q. ストレングス・マッピングシートが電子カルテにあると、どんないいことがあるの？

A. 複数人が同時に電子カルテで閲覧でき、必要なときにアクセスしやすいという利点があり、当事者の思いを支援者チームに反映しやすくなります

ストレングス・マッピングシートは、あくまでも当事者と話をするためのツールですが、その記録が残っていることで、副次的に活用できる場面があります。カンファレンスはその1つです。当事者が入ることができないカンファレンスや、多職種でのチームミーティングなどで現状や方針などを話し合うときに、当事者は何を考えているのか、どんな思いがあるのかを看護師だけでなくほかの医療職や、ソーシャルワーカーなどの福祉職、場合によっては地域の支援者とも共有することができます。

電子カルテにデータが入っている場合には、ミーティングの最中にストレングス・

マッピングシートをそれぞれのノートパソコンやタブレットでメンバーが同時に開いて読むことができます。

ミーティングでみんなが行き詰まったときに、当事者は何を思っているのだろうと普段の記録に加えてストレングス・マッピングシートを開くことがあります。そうすると、それまで支援者だけでは見えなかった当事者の体験している世界やストレングスがわかり、方向性がシフトする経験を何度もしています。もちろん治療や今後の方針は実際に当事者の話を聴いて意向に沿って行うことが基本ですが、当事者が同席する前の段階でも、意思が反映しやすくなります。

Q. 当事者が書いたストレングス・マッピングシートを、看護師がパソコンで打ち直していいですか?

A. できれば直筆の様子がわかるストレングス・マッピングシートを残しましょう

ストレングス・マッピングシートの中にパソコンで文字入力をしたものと、直筆のものを用意しました（図9）。ご覧になっていかがでしょうか。

両者を比べ、圧倒的に当事者の様子が伝わるのは直筆のシートです。文字の大きさ、筆圧、文字がだんだん斜めになって小さくなっていく、余白が多いなど、当事者の個性の現れ方が違います。

病院や施設により設備に差があると思いますが、可能であれば当事者の直筆の様子がわかるストレングス・マッピングシートが残るよう、スキャンやコピーをお勧めします。

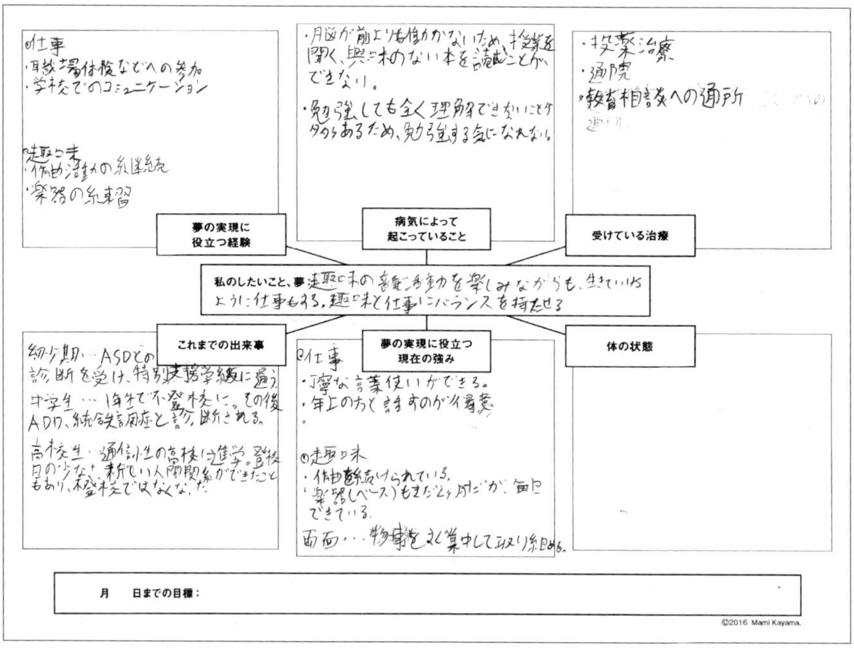

当事者の様子が伝わりやすい直筆のシート（本書のWeb付録動画より）

各項目について、見出しを付けて丁寧に書かれている。夢は整理され、しっかりと考えて書かれた印象を受ける。文字もきれいで、漢字とひらがなのバランスもいいことがわかる。

「これまでの出来事」には障がいの診断を受けたことが時系列で正確に書かれており、ポジティブな変化が最後に書かれている。「夢の実現に役立つ経験」と「夢の実現に役立つ現在の強み」は、仕事と趣味に分けて書いてある。「受けている治療」の項には、文字を消した跡が残っている。筆圧や文字の並びなどから、“ここは書きたいことが沢山あったのだろうから、もっと語りたいかもしれない”あるいは、“ここは迷ったのだろうから、慎重に話を進めよう”など、対話の方針を決めるためのヒントが得られる。

ただし、それはあくまでも支援者の推論であることを頭におく必要がある。「ここは書きにくかったですか?」などの質問で、当事者の気持ちを確認することも大切。（萱間）

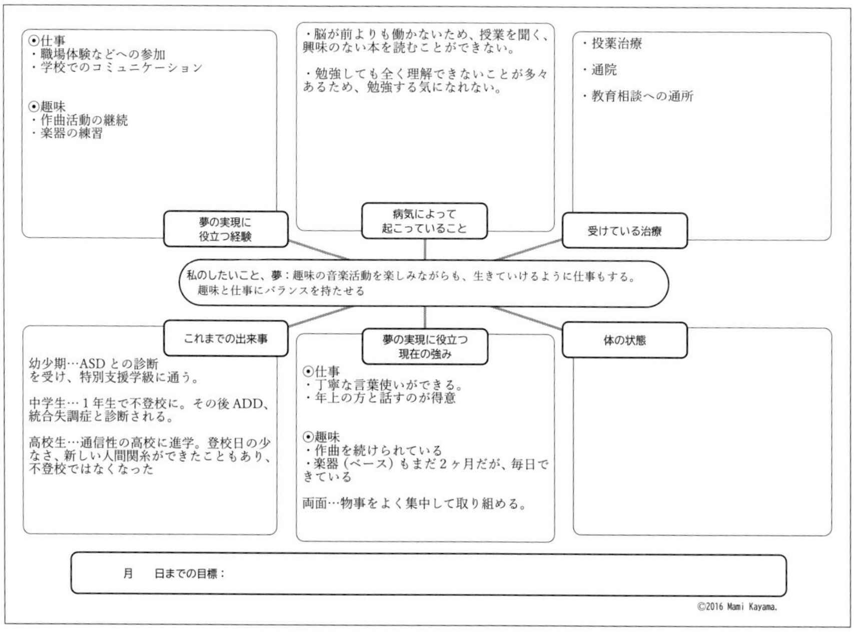

パソコンで文字入力したシート

直筆のシートと同じ内容を入力したもの。筆圧や勢い、迷った形跡などはわからない。

図９　直筆のシートとパソコンで打ち直したシート

表1　院内の教育で共有している「ストレングス・マッピングシートの約束事」

●当事者（その人）の夢は、看護師が修正をかけるものではない。「ありのまま」の夢を聴くこと ●看護師は当事者（その人）の夢に責任を負うわけではない。夢はあくまで当事者（その人）のものであること ●ストレングス・マッピングシートに基づいて面接をするときには、とにかく全力で聴くこと ●ストレングス・マッピングシートは、あくまでも話をするための種であること（情報を得ることが目的ではない） ●話を聴くときには、1対1が基本（集団で聴いた場合は、その後必ず個別で話を聴く）

〔後藤優子, 勝部真由, 田巻宏之：ストレングス・マッピングシートをケアに使ってみて、どうでしたか？　長谷川病院で使ってみました. 精神看護18（4），358-363，2015を一部改変〕

Q. 自分の施設でもストレングス・マッピングシートを導入してみたいけれど、何から始めたらいいですか？

A. まずは実際にストレングス・マッピングシートを使って話を聴く体験をしてましょう。そして、一緒に取り組む仲間を見つけてみましょう

まず、実際に当事者にストレングス・マッピングシートを使って話を聴いてみてはどうでしょう。同僚とでもいいかもしれません。そして実践した感想や体験を共有できる仲間をつくってみてはどうでしょうか。

当院でも導入当時は、リカバリーとストレングスをもとにしたストレングス・マッピングシートを理解し、実践をみんなで体感できるようになるためには時間がかかりました。今でこそ、「この人のマッピングシートは、どうなっているの？」などと普通に他職種とも話していますが、当時は看護師がその考え方を実践に落とし込むのに（部署にもよりますが）1～2年ほどの時間を要しました。

看護師が当事者の話を「色眼鏡なしに、口を挟まず聴く」ということ、そして当事者との会話をコントロールせず「起こることに開かれる」ことに、なかなかシフトできなかった時期があったように思います。看護師は当事者のアセスメントを常にしていますし、当事者のためを思ってアドバイスをしたりします。けれども、この「マッピングシートを使う間だけは、そうではない」という切り替えが必要でした。現在も毎年の教育で、萱間先生から教えていただいたストレングス・マッピングシートのポイントをまとめ、看護師に伝えています（表1）。

導入の初期は、それぞれの施設で課題が出てくるかもしれません。そうした時期を仲間と一緒に取り組むことで、対処しやすくなります。できれば看護管理者も一緒に活動してもらい、組織にかかわることができるといいと思います。電子カルテへの導入を考えている場合はなおさらです。

当院では今、リカバリーの考え方、ストレングスモデル、そしてそれを実践するためのストレングス・マッピングシートは看護師が持つ共通の土台となりました。毎年入職1～3年目の看護師がセルフケア看護モデルを使った事例のまとめをしますが、そこでもストレングス・マッピングシートを一緒に使っています。内容を見るとアセスメントや目標、計画、そして実践に当事者の夢や希望、思いが導入前よりも自然に浸透しているのがよくわかります。当事者はストレングス・マッピングシートを通して（もちろんそれだけではありませんが）、その人のケアに重要なものを教えてくれます。

皆さんもまずは当事者と、ストレングス・マッピングシートを通して話をしてみる体験を重ねてみてはいかがでしょうか。

Q. 電子カルテの改修には、高額な費用が掛かりませんか?

A. まずは現在のシステムでの運用を考えてみましょう

電子カルテにスキャンデータを取り込んでよければ、（病院の規程やサーバーの容量などとの兼ね合いがありますが）ストレングス・マッピングシートのデータをそのまま入れられるかもしれません。

当院では、電子カルテに連動したデータ保存用の別サーバーでスキャン資料を保存しています。病院によって電子カルテの仕様は様々ですので、情報システムの担当者などと相談してみるといいでしょう。

（医療法人社団積信会長谷川病院　CNS室長　精神看護専門看護師　後藤優子）

6 退院調整・地域連携に活用する
[どんな場所でも「その人らしさ」を支える]

場所が移ったとしても情報を共有し、「その人」を中心に支援ができる体制にするために、ストレングス・マッピングシートは有効である。
たとえば、退院調整や新しいサービスへの紹介などの場面だ。

本項では、看護師が地域を見すえた支援や地域におけるリカバリーを支える上で、ストレングスモデルの実践がどのように役に立つのかを解説する。

ストレングス・マッピングシートを使った情報共有
――いつでもどこでも誰とでも、その人を中心に話をしよう

退院調整での活用――その人のリカバリーを共有

退院調整にもストレングス・マッピングシートは使える。患者さんの了承を得た上で、本人、家族、関係者がシートを共有することで、看護師がその人とした対話の内容が、他のメンバーとの間でも共有できる。集まる場で改めてみんなでシートを作成してもいいが、それは、大勢の関係者の中でじっくりと自分の話ができる人の場合に限られるかもしれない。

本人が参加しない関係者との打ち合わせや引継ぎの場にも、シートは使える。情報提供用紙の代わりに、あるいはサマリー用紙とともに用いることによって、入院時の問題行動や状態の悪かったときの情報に偏らない、“リカバリーしつつあるその人”の情報が共有できる。それは退院に向かう力となる。

ストレングス・マッピングシートは、初めて会う関係者とも新しい関係性をつくり、対話をするためのきっかけにすることができるから、当事者と新たな関係者との対話を促そう。

自分がしたいことやその方向性、手段は、退院時にすべて決められるわけではない。自分でも気がついていなかった気持ちや経験が、対話をすることによって引き

出されたり、気づいたりする。それが、対話のチカラである。看護師との間で行われる対話と、全く異なる面を支援する他の職種との間で起こる対話では、内容は異なるかもしれない。機会は多く、多様なほどいい。

大切なのは、それらの情報をバラバラに記録せず、“その人の全体”として1枚の用紙に統合することだ。新たにストレングス・マッピングシートを作成したり、新しいその人のストレングスが書き加えられたときには、サインと日付を入れて記入し、誰が対話をしたかわかるようにしておく。

転院時の情報提供――「信頼」も一緒に手渡す

転院時にも同じように、サマリーシートや情報提供用紙とともにストレングス・マッピングシートを渡すことでストレングスに関する情報を共有できる。

本人には、シートを他者に渡すことについて、同意を得ておいたほうがいい。これは、個人情報だからという意味ではない。個人的な、特別な対話で話した夢やしたいことに関する内容が、なぜ転院先の人に知られているのかという不審な気持ちをその人が持たないようにするためだ。さらに、「新しい相手との間でもリカバリーに向けた取り組みが進むように」という目的を、あらかじめ当事者に伝えておく。

あなたのことをこれから一緒に考えたいと思っている○○さんに、マッピングシートを手渡すこと、これからはその人に相談してほしいことなどをともに伝えるといい（もし、看護師がその相手を知っていて、信頼しているならば、信頼できる人であることを看護師自身の言葉で伝えられるといい）。これは、関係性をバトンタッチすることである。その際、その人が不安を語ったら、それについて十分に話し合ってみよう。ストレングス・マッピングシートをどうするかにかかわらず、新しい環境や新しい関係性をつくることには不安が伴う。当事者の気持ちについて率直に話し合うことは、その不安の言語化や意識化、そして軽減につながっていく。

地域ケアでの活用――職種を越えて「その人らしさ」を支える

ストレングス・マッピングシートは、リカバリーの旅（急性期から支援が始まる）に使えるものだが、もともとは地域ケアから生まれたものだ。だから、当然ながら入院時だけでなく、外来、デイケア、訪問看護などで使うことができる。

当事者が手元にストレングス・マッピングシートを置いて、その人とかかわる他の職種も見たり書き込んだりできるようにすれば、当事者参加型の看護計画やポートフォリオ型の看護計画と同じように活用できる。

ストレングス・マッピングシート作成の基本的な頻度やファイル方法などは、その人を中心に多職種スタッフとも話し合って決めておくといい。PSWなどの福祉職はストレングスモデルについて基礎教育課程で学んできているため、違和感なく共有することができるだろう。ストレングス・マッピングシートには身体の状態や薬物療法に関することが含まれているため、比較的看護職が記入しやすい項目となっている。そのことで福祉職にとっても薬や身体のことについて、その人や看護師に聞きやすくなるかもしれない。

当事者の夢やしたいこと、そしてストレングスは、その人をとりまく関係者で“共有すること”がとても重要だ。当事者が希望するスタッフと一緒に書ければいい。

多職種連携を難しくしている一因でもあるかもしれないが、職種によって、その人に聞きやすい内容と聞きにくい内容がある。その場合は、当事者がシートを保管し、新しく話し合いをしたり、情報を得たりした人が各々、日付と名前を入れてその情報を書き加える。さらに他の職種がその内容を共有することで、そのストレングス・マッピングシートの内容はさらに豊かになっていくだろう。そしてそれは、その人自身がリカバリーの旅の中心になっていくということを表すものでもある、非常に大事なことだ。シートを大切にする姿勢は、その人を中心に置くという支援者の姿勢を示すことにつながる（図10）。

後述の静子さんの事例（p.113）のように、ストレングス・マッピングシートの記入項目をカンファレンスや話し合いの素材として使うこともできる。その場合も、当事者の希望・したいことを当事者自身の言葉で表現することから始めよう。その

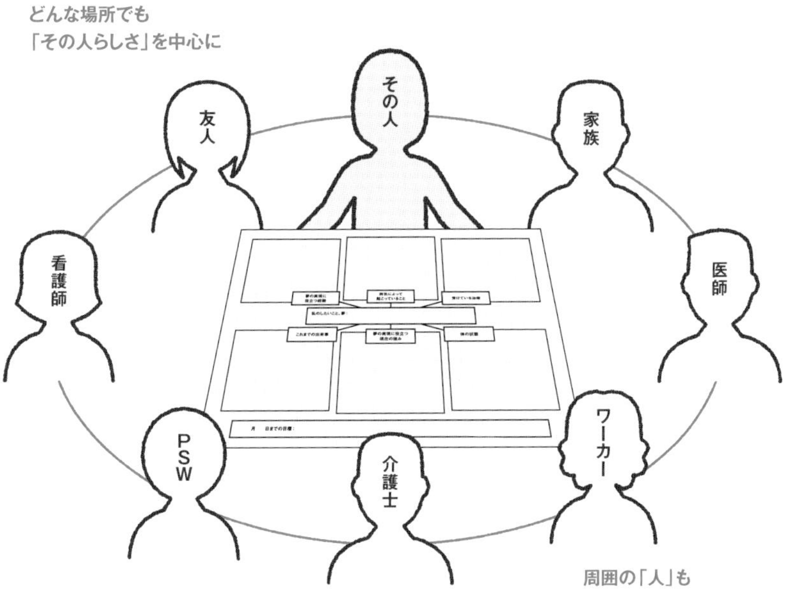

図10　地域連携でストレングス・マッピングシートを活用

言葉を受けて、自身の経験や現在の状況をどのように受け止め、考えているのかについて当事者の語りを聞く機会にできれば、カンファレンスや話し合いの方向性を当事者のストレングスを志向したものにできる。ともすれば問題点を探す方向に行きがちになる話題を、当事者の希望・したいことに寄せていくことは大切なことだ。

7 事例で読み解く実践のコツ［アプローチの方法と看護の経過］

ここでは、4つの事例を通して、ストレングスモデルを用いたアプローチの実際を紹介する。ストレングス・マッピングシートがうまく活用できる場合もあるが、症状によっては対話をいったん保留にしたり、中止したりする場合もある。当事者の認知機能によっては、シートの記入を無理に求めず、関係者とともに語り合うカンファレンスを行い、参加することを通じて当事者の新たなストレングスが発動した事例も含まれている。

大切なのは当事者と対話すること、夢を含めた今の当事者を知り、情報を支援者とともに共有することであり、ストレングス・マッピングシートは、そのプロセスを支援するためのツールであることを事例から理解していただきたい。

ストレングスモデルでその人を描く

4事例（修司さん、翔さん、千夏さん、静子さん／担当看護師：大橋さん、佐藤さん、中嶋さん、金子さん）において、「Ⅰ従来の問題解決モデルによる表現」で紹介したのちに、「Ⅱストレングスモデルでのアプローチ経過」と看護師のコメント、さらに、ストレングス・マッピングシートがある場合はその内容を紹介しながら、“その人らしさ”を描き出してみる。

これまでに述べてきたストレングスモデル実践の要点に照らし合わせながら読んでみると、実際のアセスメント時のスタンスや、具体的なコツをさらにつかんでいただけると思う。

★以下、事例の下線はその人のストレングスを示す

《事例1》「自分は悪くない」とくり返す修司さん

I 従来の問題解決モデルによる表現

〈診断と入院までの経緯〉

修司さんは現在40代の男性で、10代に広汎性発達障害（自閉スペクトラム症）と診断された。衝動性が高く、家族にも暴力を振るうため、入退院をくり返してきた。10代終わりには家族から同居を拒否され、彼は一人暮らしになった。その後、父は他界した。

これまで、措置入院も数回経験した。身体疾患で入院した病院からは、スタッフに暴力を振るうため転院となった。精神科病院に入院中も、他患者や看護師への暴力などの問題行動が多くみられたという情報が引き継がれている。その後、退院してマンションに住んでいたものの、調子が悪くなっては入退院をくり返している。

ここ数年はアルバイトをしていたが、体調が悪く退職することになった。その後、警察が介入するような事件を何回か起こし、救急車の要請を毎日くり返し、マンションの大家から退去の要請が出された。今後についてケースワーカーなどとともに検討していたところ、壁に頭を打ち付け大声を出したため、今回の入院となった。今月末には、マンションの大家と話し合いが持たれる予定になっている。

入院直後から自傷他害があり隔離となったが、隔離室では特に問題なく過ごし、4日目には隔離が解除された。入院当初から「自分は悪くない」という発言をくり返している。気に入らないことがあると不穏になる。

〈問題解決モデルで見た修司さん像〉

＊広汎性発達障害（自閉スペクトラム症）という診断を受けている人
＊暴力などの問題行動で入退院をくり返す人
＊自傷他害があり、隔離を余儀なくされる人
＊他責的な発言をくり返しては、不穏になる人

Ⅱ ストレングスモデルでのアプローチ経過

〈病棟看護師大橋さんの悩み〉

入退院をくり返していたため、担当看護師としては、「またあの修司さんが入院してしまったのか……」という気持ちだった。そこで、ストレングス・マッピングシートを用いて対話してみることにした。

〈ストレングス・マッピングシートで対話した修司さんの経過と看護師の思い〉

入院4日目の隔離解除後、一般病床に移ったところで、ストレングス・マッピングシートを用いて、「夢」を聞いた。すんなりと答えてくれたのが、「社会復帰」ということだった。

口では他人を責めることばかり言う修司さんだったが、ストレングス・マッピングシートには周囲への感謝の言葉を書いていた。市役所の職員や大家さんへのクレームを言いながらも、絶縁状態だった母親との再会をアレンジしてくれた市の職員への感謝の気持ちも口にした。

ただ、病気のせいで他人の言葉についイライラし「短気」になってしまい、混乱すると大声で怒鳴ったりしてしまうという。病院の中でも同じように、他の人のちょっとした言葉が気になると、どうしてもイライラが抑えられない、ということのくり返しだと話してくれた。そして、こうした「短気」をどうにかしてコントロールしたいという強い思いがあることもわかった。

看護師は、修司さん自身から「自分が短気である」という言葉が聞けたのが意外だった。衝動性について、本人にここまで自覚があるのだということに驚いた。

また、彼は20代の頃、コンビニエンスストアで働いていた経験があり、店長に仕事ができると褒められたことがあったとも語った。さらには、「仕事があればマンションを追い出されることもないし、親にもちょっとは認めてもらえるかもしれない……」との発言があった。

そこで、短気をどうにかしたいという希望に沿って、イライラしそうになったらまずは看護師に伝えて、なぜイライラしたのかを後で振り返ることができるようになることを当面の目標にした。看護師も、相談されたら修司さんのために時間を割くことを約束し、看護計画に加えた。

★

次第にイライラしそうになると相談ができるようになり、明らかに暴力行為が減っていった。退院の話題になると刺激となるのか、衝動性が高まることもあったが、「ここでイライラしてもしようがないのはわかってるんだよ！」という発言もみられた。他の患者さんに「殴れるものなら殴ってみろ！」との発言はあったものの、暴力行為に至らず、看護師に相談してきてくれるようになった。看護師は、引き続き対応を保証した。すると、イライラしたとしても30分～1時間で落ち着けるようになっていき、そのことについて自分でも自覚できるようになった。

★

「仕事がしたい」という希望についても、もう少し掘り下げて「どういう仕事がしたいのか」と尋ねたところ、実は就労内容や収入にそこまでのこだわりがあるわけではなく、実は「家族に、少しは人の役に立っている自分の姿を見せたい」というのが本音だとわかった。そのため、まずは無理して就職活動をするというよりも、ボランティアなどでもいいので、外出先を探すところからスタートしてみようという、主体的な目標ができた。

コンビニエンスストアで働いていた時代のスキルが役に立つようなボランティアとして活動できる場をまずは探そうということになった。

★

しばらくすると、「月末にマンション退去についての相談があるので、大家さんに謝罪と契約更新のお願いを直接したい。そのために、月末には退院したい」という申し出が本人からあった。

〈ストレングスモデルで見た修司さん像のまとめ〉

＊孤独や挫折体験を持ちながらも、あきらめずに社会復帰を望んでいる人
＊社会とのつながり、人とのつながりを強く求める人
＊人の役に立ちたいと願う人
＊人への感謝を口にできる人
＊自分の問題点を理解する力のある人
＊退院への希望を持つ人
＊アルバイト経験がある人

「自分は悪くない」とくり返す修司さん

☞ **人の役に立ちたいと願う修司さん**

腰を据えてかかわる

この事例では、ストレングスに着目したから気づけたことが多くあることがわかった。衝動性にばかり着目していたら、看護師はそれを抑えることにしか目が向かなかった。ストレングス・マッピングシートに沿って、本人の希望とこれまでの様々な話を聞いていく中で、衝動性を本人が自覚していることに気づき、彼がとりうるコーピングスキルにまで結び付けることができたのだ。

衝動性を「問題行為」としてとらえていたときには、「病識がない」のだと思って（思い込んで）いたが、本当は、イライラや暴力行為への経緯について、誰にも相談ができなかったのだ。

また、「仕事がしたい」という希望についても、掘り下げて話をする中で、「人の役に立ちたい」という本当の希望が見つかり、退院後の主体的かつ具体的な目標につなげることができた。

隔離室に入るような症状を持つ人が、「仕事がしたい」ということは、“現実的で

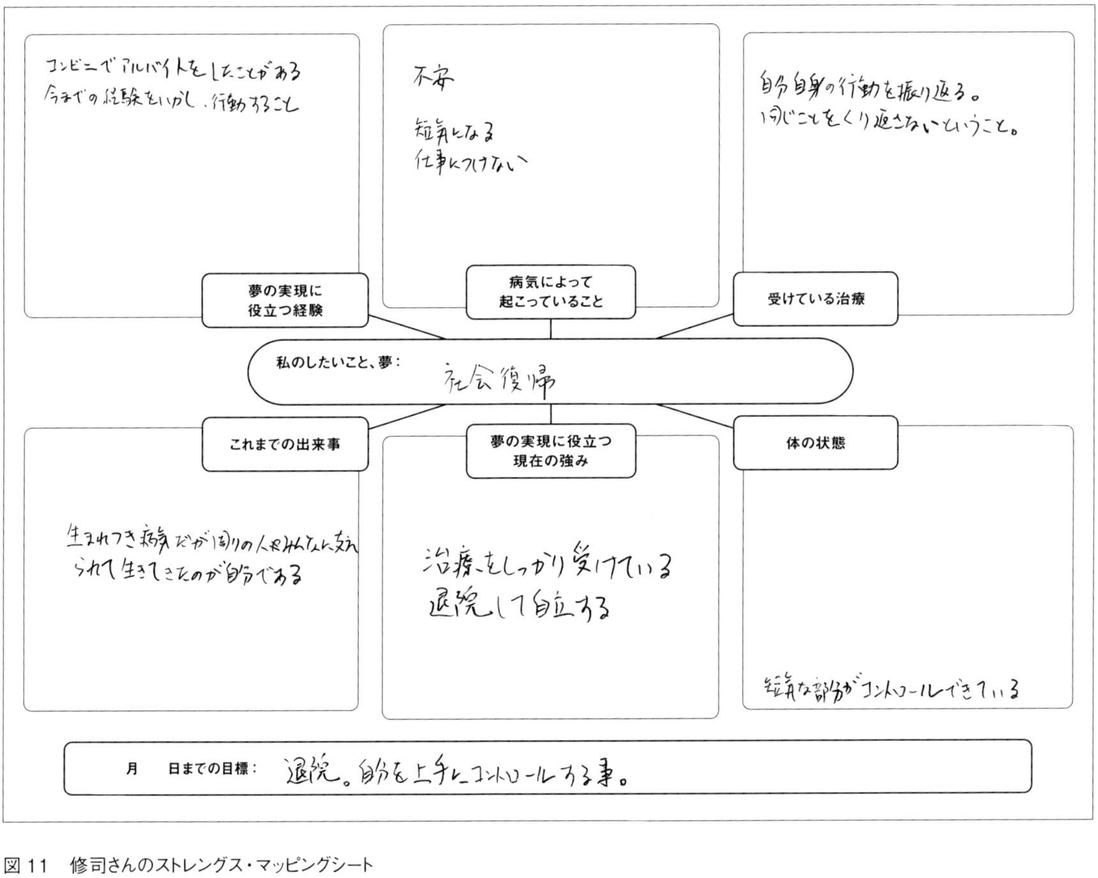

図 11　修司さんのストレングス・マッピングシート

はない”と却下されやすい。先入観を持たずに具体的に聞くことで、その人の本当の希望が見つかる。

さらには、この患者さんの思いを次の支援の場所につなぐことが重要になる。「暴力が多い」「不穏となり自傷他害のおそれ」という情報を引き継ぐのではなく、アセスメントで見つけたその人のストレングスを退院後も引き続き共有し、その人の理解者を周囲や地域にも増やしていくことが、その人らしい安定した生活をつくる一歩につながる。

客観的事実だけに目を向けるのではなく、その人の主観的事実を知ることで、より深い全体像の把握につながり、看護の展開がこれまでとは全く違ったものになる。

腰を据えてかかわるためには、やはり本人との対話の場が必要だ。ストレングスアセスメントは、対話を通じて自覚していないことすらある本人の希望を引き出す役割を果たす。そして「夢」「本当にやりたいこと」を通してかかわることで、患者自身も治療に前向きになるという効果もある。

《事例2》周囲に怖がられていた翔さん

Ⅰ 従来の問題解決モデルによる表現

〈入院中の経緯〉

翔さんは10代男性で、診断名は統合失調症、精神発達遅滞。幻聴·妄想が激しく、暴力行為・器物破損が頻繁にみられる。幻聴と言い争う会話様の独語が激しく、よく大声を上げている。

措置入院となってから1年。自傷他害行為も激しいため、うち通算半年間は隔離されている。薬物治療も継続しているが、なかなか症状が落ち着かない。

〈問題解決モデルで見た翔さん像〉

＊難治性の統合失調症で、1年間入院している人
＊幻聴妄想による独語が治まらない人
＊薬物治療の効果がなかなかみられない人
＊自傷他害行為が激しい人
＊隔離室から出られない人

Ⅱ ストレングスモデルでのアプローチ経過

〈病棟看護師佐藤さんの悩み〉

本人と家族、担当看護師が退院をあきらめていなかったため、ストレングス·マッピングシートを導入してみることにした。ただ、看護師はどちらかというと、隔離が長期間続いているのをなんとか打破できないか、効果的なコーピングが見つからないか、という藁にもすがるような思いだった。

〈ストレングス・マッピングシートで対話した翔さんの経過〉

マッピングシートを説明しやってみようと持ちかけると、かなり興味津々で、まるで宝探しのような様子で目を輝かせ、すんなりと同意してくれた。夢はすぐに語られ、「プロサッカー選手になりたい」だった。

★

対話を始めてから1週間、薬物やその他のケアは変わらない中、明らかに大声の

独語が減り、落ち着いた様子になった。2回目の振り返りの際、短期目標が達成できなかったことについて、「プロサッカー選手になるには、まずは退院しなくては」「退院するには、隔離室から出なきゃ」「幻聴はなくならないから、うまくつきあうにはどうしたらいいか考えてみる」と、本人から話してくれた。

過去の出来事を聞いたときには、施設にいた頃に参加したスポーツ大会で活躍したことや、映画を観に行ったことやスポーツ観戦をしたことなど、楽しかった思い出もたくさん話してくれた。こんなに詳しく過去の話をしてくれたのは初めてだった。

★

1か月後、翔さんがシートを破り捨てるというハプニングがあり、「ちょっと休憩します」と言って以降対話は、ストップした。その後、彼は対話を始める前の状態に戻ってしまった。

〈看護師が感じたこと〉

幻聴妄想の症状が激しいので、翔さんとこんなに話ができるとは思っていなかった。看護師からの問いかけにはすべて明快に答えてくれ、希望もしっかりと語ってくれて、正直驚いた。そしてとにかく1週間、大声を出さなくなった。

ストレングス・マッピングシートを用いたことで、自分の看護を振り返ることができた。患者さんの直近の出来事を知った上でアセスメントすることは、急性期のケアにおいて重要だが、もっと広い視野で過去のこと、将来への視点を持つ必要性を感じた。そうすることで、患者さんが持っている思いに、近づける気がした。

「大声を出さない」という難しい目標に挑戦したとき、「どうして大声が出てしまうんだろう？」とこちらが尋ねたところ、「だって、幻聴が聞こえてきて本当に苦しいんだよ！」と泣きながら叫ぶように訴えた翔さんを目の当たりにして、幻聴とはこんなにも苦しいものなのかと、自分はこれまで、翔さんの苦しさというものを本当にはわかっていなかったのだと気づかされた。

1年間入院している人でも、まだまだ看護師が知らないその人の内面がある。何がどのように影響しているのかを説明するのは難しいが、ストレングス・マッピングシートによる対話を始めて1週間は、確実に彼の中で変化が起こった。そのことを信じて、休み休みでいいので、翔さんと一緒に、あきらめずに対話をしていきたい。

〈ストレングスモデルで見た翔さん像のまとめ〉

＊退院をあきらめない人

＊退院を望む家族と担当看護師がいる人

＊目を輝かせながら夢を語ることができる人

＊スポーツが得意で、プロサッカー選手をめざす人

周囲に怖がられていた翔さん

☞ **あきらめず、自分の希望をしっかりと語る翔さん**

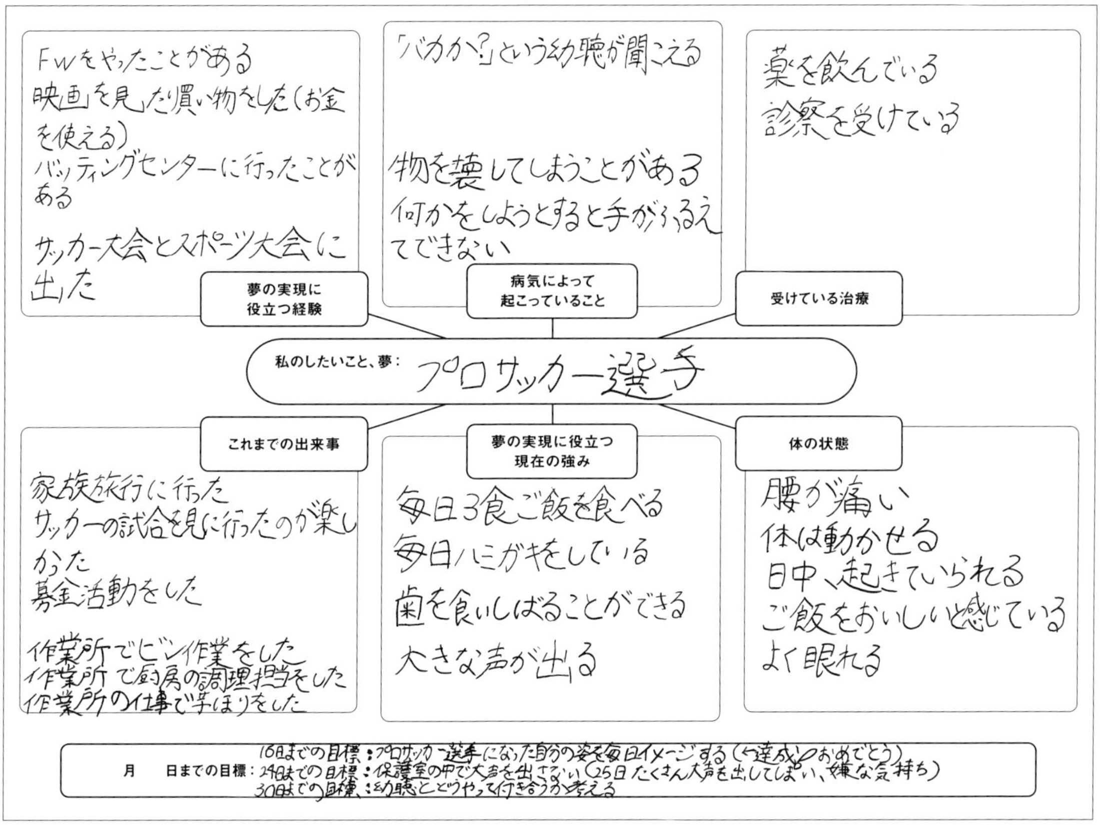

図12　翔さんのストレングス・マッピングシート

一歩進んで二歩下がる

翔さんは間違いなく、「夢を語る力を持っている人」だ。そのことと、「シートを破り捨ててしまった」という事実もある。シートを破ってしまったことは、はたして病状の悪化（再燃）なのだろうか。

夢を語ったことを互いのトラウマにしないためにも、翔さんとの対話を続けよう。短時間でも、刺激の少ない話題からの再スタートでもいい。「あの夢は間違いだった」「やっぱりできなかった」とならないように、看護師も翔さんのリカバリーを信じていることを地道に伝え続けよう。

彼が少し調子を戻したら、また、そのときに話をすることができる。サッカーにこだわらなくてもいい。夢は変わってもいい。病気に圧倒されないで、かかわりは続いていくのだということを語りかけてみよう。もしかしたら、シートを破ってしまったときの気持ちも教えてくれるかもしれない。

ストレングス・マッピングシートは、魔法ではないし、目的ではない。看護師の佐藤さんは、「藁にもすがるような気持ちで、ストレングス・マッピングシートを導入した」と教えてくれたが、それは実は、「勇気を持って（シートを使って）対話の時間を持った」ということなのだ。

《事例3》衝動のコントロールが苦手な千夏さん

Ⅰ 従来の問題解決モデルによる表現

〈現状〉

統合失調症の20代女性。母と祖母、弟と4人で暮らす。被害妄想を持ちやすく、対人関係のトラブルが多い。祖母との仲も悪く、衝動コントロールが苦手で、すぐにモノにあたってしまう。壁を何度も破り、症状を悪化させては入退院をくり返している。少し落ち着き、現在は訪問看護とデイケアを利用している。

トラブルの原因は恋愛関係で、千夏さんには恋人がいるものの、すぐにケンカとなり、精神的病状悪化を招く。

〈問題解決モデルで見た千夏さん像〉

＊統合失調症の診断を受けている人

＊地域で暮らすものの、入退院をくり返す人

＊衝動コントロールが苦手な人

＊恋愛・人間関係に影響を受けやすい人

Ⅱ ストレングスモデルでのアプローチ経過

〈訪問看護師中嶋さんの思い〉

夢を聞いたところ「仕事がしたい」とのこと。千夏さんのほうから、「美容師になりたい」と発言したので、ストレングス・マッピングシートを導入してみることにした。

〈ストレングス・マッピングシートで対話した千夏さんの経過〉

夢は「美容師」で、「写真館などで働くこと」。芸能人のメイクとかそういうのでなく、近所で、無理のない範囲で働きたい（かなり現実的な夢を持っている）。

「病気によって起こっていること」の欄に、「対人関係をうまくきずけない」と書かれていたが、「現在の強み」のところには逆に、「ズルさがないので人に信用される」という記述があった。

★

ストレングス・マッピングシートによる対話で具体的な夢が明らかになってから、彼女は自分で美容学校のパンフレットを請求したりしていた。そのような中、デイケアで文化祭があり、演劇の役に扮する看護師にメイクを施してくれた。プチ・美容師の体験ができたと本人も喜び、互いにうれしかった。

★

デイケアのスタッフとの関係性が悪くなってしまって困っているとのことだったので、本人の許可を得て、デイケアスタッフにもシートを共有してもらった。スタッフからは、「彼女には、こんな一面もあるんですね」という言葉が聞けた。

★

しばらくして、恋人とのトラブルで過量服薬し、入院した。衝動コントロールができず、症状も激しいことからECT（電気けいれん療法）が実施されたが、その影響で記憶をなくしてしまい、ストレングス・マッピングシートのことも夢のこともすっかり忘れてしまった。自分でも「ちょっと今は低迷中」と述べる。病棟の担当看護師にも千夏さんのシートを渡して、継続することにした。

病棟での2回目のシートを用いた対話では、認知行動療法を受けたおかげでポジティブに戻ってきた様子がわかった。「ピアサポーターになりたい」という新しい夢を書き込んでいた。

〈看護師の思い〉

千夏さんが自分のことを、「対人関係が苦手だ」と思っていると感じていたので、信頼されやすいという自分の性格を語ってくれたのは看護師にとっても発見だった。「人に信頼されやすいって、すばらしいことだね」「対人関係が苦手なのも、どうにかなるかもしれないね」と、自己肯定感を高めるフィードバックをした。これは、看護師もその人自身も、それまでの関係性では気づけていなかったことであり、ストレングス・マッピングシートを導入して初めて、自己評価と他者の認識とのズレに気づくことができた。

潜在的にかなり力のある人で、夢に向かっていろいろなことに挑戦できた。治療で振り出しに戻るような形になってしまったが、また夢が見つかったという千夏さんは、看護師から見ても本当にすごいと思えた。

ストレングス・マッピングシートを使い、ストレングス思考の比重を大きくすることで、教育的・訓練的かかわりではなく、その人個人の思いや情報の開示、対等な関係性の中で相互に援助し合うかかわりが、自然とできたように思う。その人も看護師も互いに生き生きと語り合い、信頼関係を増しながらのリカバリーに、手ごたえを感じた。

〈ストレングスモデルで見た千夏さん像のまとめ〉

＊美容師になりたいという夢を持つ人
＊夢に向かって具体的な行動を起こせる人
＊状況が変わっても、また新しい夢を持つことができる人
＊看護師と自らのことを語り合いながら、いきいきと生きる人

衝動のコントロールが苦手な千夏さん
☞ **夢を持ち続け、持ち直す力のある千夏さん**

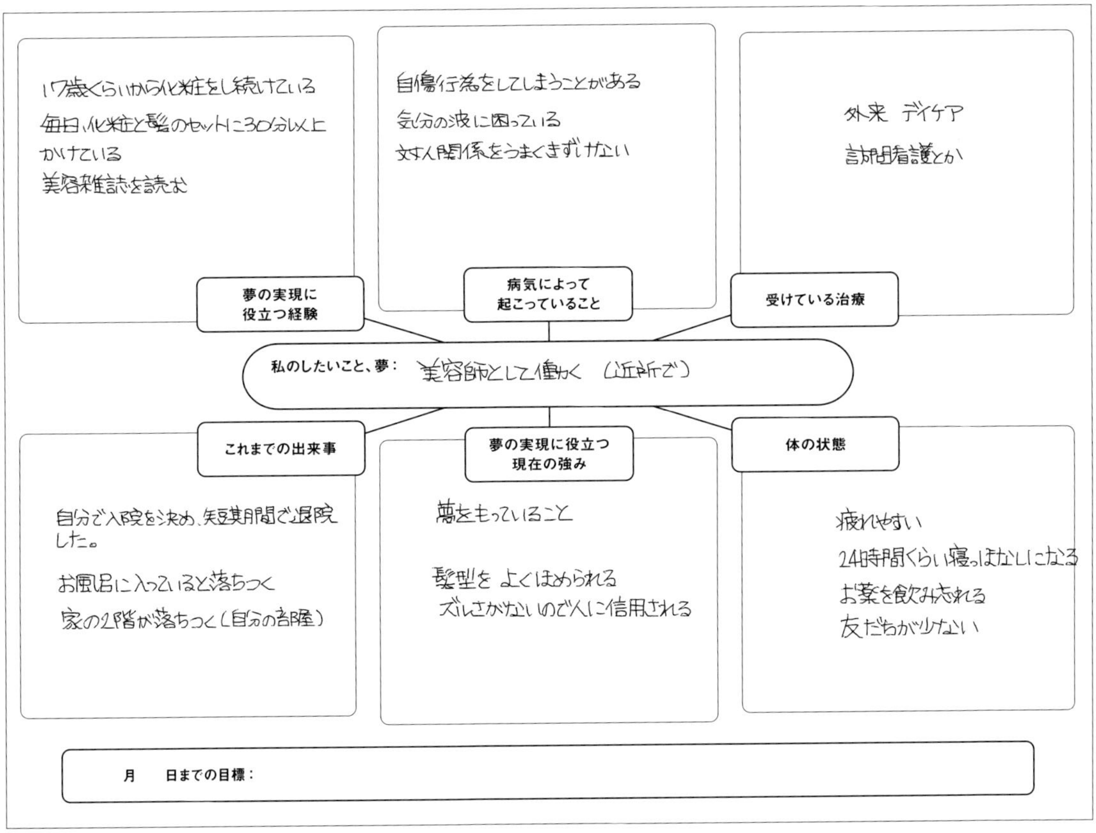

図 13　千夏さんのストレングス・マッピングシート

とにかくやってみる（アクション・行動）が大事

すでにそれまでに関係性が築けていた人であっても、マッピングシートを用いた対話によって、夢や希望を“文字”にすることで、支援者・当事者ともに夢への意識が高まり、対話を経ながらアクションにまでつなげられた事例だろう。それはリカバリーへの一歩前進ともいえる。

ストレングスモデルは、とにかくやってみること、つまりアクションを重視している。たとえ夢がすぐに出てこなくても、行動の先に、その人の本当の希望を見出していくことにつながる。

一方で、とんでもないと思える壮大な夢が出てきても、支援者もまずはとにかく受けとめて、本気で一緒に取り組んでみる。スモールステップに分けて進むという提案が受け入れられるようなら、そこから始める。取り組む中で、その人自身が現実との折り合いをつけていくという知恵も身につけていく。それは決して挫折ではない。人が生きていく上では当然の“自分自身でつくり上げていたかもしれない壁と向き合う”という経験だ。アクション重視だからこそ、失敗する勇気もやり直す勇気も、湧いてくる。

《事例4》認知機能の低下で食事に集中できない静子さん

Ⅰ 従来の問題解決モデルによる表現

〈現状〉

統合失調症の60代女性。独居。統合失調症があり、何度か入退院をくり返したが、近所のクリニックに通いながら親が残した家で暮らしている。60代になって認知機能の低下がみられるようになり、クリニックに通う道がわからなくなることがある。配食サービスを受けているが、食べようとすると書類を探し始めてしまい、書類に隠れて弁当が見えなくなると食べるのを忘れるようになった。知り合った人からお金を借りて他の人にあげてしまったり、知らない人を家に招き入れて貴重品がなくなったりするなど、対人関係のトラブルにみまわれるようになった。排便時にトイレットペーパーに血液がついていたのを見たことをきっかけに、悪い病気なのではないかと思うようになった。訪問看護師は大腸内視鏡検査を勧めて受診し、肛門の外傷であることがわかった。その後も食事に集中できないことによる食事量と体重の減少が続いている。

認知機能の低下を防ぐために内服薬が処方されているが飲まず、徹夜で書類を探していることも多い。光熱費を振り込むのを忘れて飲み代に使ってしまい、ガスを止められている。そのため、ガスボンベを使うコンロで火を使い、ボヤを起こしてしまったことがある。近隣住民からは、火事や事故を心配する声も行政担当者に寄せられている。成年後見制度を使い、金銭管理の支援も受けているが、後見人が嫌がらせをしていると怒鳴ることがあり、地域での暮らしの継続が危ぶまれている。経済的にも負債が多くあり、施設に入るとしても負担の軽い施設を探す必要がある。

〈問題解決モデルで見た静子さん像〉

＊統合失調症の診断を受けている人
＊認知症の診断を受けている人
＊食べることや公共料金の支払いができない人
＊他人と適切な距離を保つことができない人

Ⅱ ストレングスモデルでのアプローチ経過

〈訪問看護師金子さんの思い〉

「友達とかかわりながら、この家で暮らしたい」という強い希望がある。一方で「トラブルが多くなって、体の調子も悪く、一人暮らしはもう無理かもしれない」とも発言している。ストレングス・マッピングシートを記入してもらうことは、集中して考えることができないため難しい状態である。静子さんが何を望んでいるのかをじっくり聞き、これからを考えることが必要な時期という考えを関係者が共有できたため、主治医、ケアマネジャー、成年後見人、行政の担当者、訪問看護師と本人で対話のためのカンファレンスを開いた。

〈カンファレンスで対話した静子さんの経過〉

カンファレンスでは、参加者が全員アイメッセージを使って、静子さんの現在の状況に対する自分の気持ちを話した。対人トラブルの悪化や、身体状況の悪化を心配する発言が多くあった。一方で静子さんの望むことは「父親が家に残した家具を大切に守ること」で、「家具が入れられない施設に入ることは、考えられない」と強く言った。一方で、「体の調子が悪いことは自分でもわかっていて、近所とのトラブルも気になっており、一人でずっと暮らすことは難しいかもしれないと思うことはある」「これだけ多くの忙しい人たちが集まってくれて、自分のことを心配してくれたことはとてもありがたいと思っています」と、この日かぶっていたおしゃれな帽子をとって頭を下げて礼を述べた。このカンファレンスを経て後日、行政担当者は静子さんに施設を選定し、お試し入居を勧めた。

静子さんは、負債のために自宅を失うことになった。売却のための書類にもサインをしており、成年後見人からも、契約を無効にすることはできないと説明があった。後見人が業者と交渉し、静子さんが施設での生活に馴染むまでは、自家を売却せず、家具もそのままにしておくことになった。

カンファレンスで自分の気持ちを話してから、静子さんは施設へのお試し入居に同意した。自宅からは遠方で、暮らし始めてからは自宅に帰ることはなく、「安心して毎日暮らしています」という電話が訪問看護ステーションにかかってきた。

〈看護師の思い〉

認知機能の低下が進み、すでにいろいろなトラブルが起こっている。このまま生活を続けていくと、さらに深刻なトラブルが起こる可能性があると思った。成年後見人に被害的な感情を持ち、訪問看護師にも声を荒らげることがあったので、静子さんを怖く感じて、冷静な判断ができなくなっていると思っていた。

多くの関係者で行ったカンファレンスの場では、古いが鮮やかな色のスーツと帽子で正装してきた静子さんを見て、緊張もしているけれど、周囲の人たちへの感謝と敬意も感じた。発言の中でも、譲れないと思うものは持っているが、周囲の人たちの心配している気持ちを受け止める様子が見られ、認知機能が低下しているから気持ちが通じないということではないことがわかった。みんなの前ではっきりと大切にしたいものについて話せたことで、静子さんの気持ちの区切りがついたのではないかと感じている。関係者がみんな揃っていたので、どんなことが起きても対処できるという心強さがあり、率直な気持ちを話せたことは、自分にとってもよかったと感じた。

〈ストレングスモデルで見た静子さん像のまとめ〉

＊父から受け継いだ自宅と家具を大切にしたいという思いを強く持つ人
＊自分の生活についての心配も言葉にできる人
＊関係者のことをしっかりと認識し、それぞれへの気持ちを持っている人
＊心配して集まってくれる関係者への感謝の気持ちを持ち、表現することができる人
＊新しい環境にも適応することができる人

認知機能の低下でトラブル続きの静子さん

☞ **大切にしたいものがありつつも、周囲の人の気持ちを受け止めて新しい生活を始める力のある静子さん**

対話の場を、本人を中心においた大きな輪に

関係者それぞれと静子さんがかかわることと、静子さんを含めた全員でこれからについて気持ちを話し合うこととは全く異なる。これだけの人が自分を支えているという感覚、その中できちんとした格好で自分の感謝の気持ちを伝えて義理を果たすことは、それまでの人生経験の中で静子さんが養ってきた流儀であり、力である。その力を、対話の場に参加するという出来事が引き出したと言えるだろう。

静子さんの新しい生活への順応は、誰も予測しえなかったことでもあった。家と家具を大切にしたいという希望が尊重されたこと、起きていた様々なトラブルへの不安を静子さん自身も強く感じていたことが、このような対応につながったのかもしれない。本人の口から話してみることは大切なのだと、教えられた経験であった。

この事例では、ストレングス・マッピングシートを用いていない。シートを記入する最大の目的は本人と関係者すべてとの間で、本人の言葉で語られる希望・したいことと、それにつながるストレングスを共有することである。カンファレンスの場のセッティングそのものが、本人の語る希望・したいことを中心に置いて、それを囲む様々な出来事を様々な立場の人が語る、大きな、リアルな輪であった。ストレングス・マッピングシートの記載項目は、カンファレンスの場でも活用いただけると考える。

第3章

教育の場での実践活用法

1 基礎教育の場で実践する

学生は「したいこと、夢」を持っている。
時にはそれがかなわないこともあるし、どん底からのリカバリーをも体験する。

ストレングスモデルの概念を自らの体験を通して理解できるような、
教員との対話や演習が有効だ。

看護学生に、どう教えるか

夢や希望を「言葉」にする体験を持つ

ストレングスモデルは、精神障がいを持つ人に限定せずに使えるコミュニケーションの実践方法だ。自分のしたいこと、夢に向かっているが、同時に不安をかかえている人、たとえば学生と教員との対話や、新人看護師とプリセプターの対話にも有効だ。

ここでは、教員と学生の対話に使用することと仮定して説明を進める。

ストレングスモデルを用いた患者さんとの対話を学生に教えるためには、ストレングスモデルやリカバリーという概念、理論や哲学を説明するだけでなく、学生自身が教員との間で、自分の夢や希望を言葉にするという体験を持つことが重要だ。じっくりと話を聞き、こうなりたいという方向性に向かって一緒に考えてくれる人がいるというのは、どんな気持ちなのかを体験することによって、学生はストレングスモデルの概念を自分の体験として理解する。

リカバリーという考え方を教える

リカバリーは、病気や障害を持つ患者だけに起こることではなく、夢や望みを持ちながら、時に何らかの困難があってそれに向かうことができなくなったという体験を持つ人すべてに見られるということを強調する。

学生自身が日々、「夢を持ちつつも、ときには挫折しながら再び自分を取り戻す」という体験をしていることを、実際に振り返る機会を提供するといい。具体的にはストレングス・マッピングシートを用いた演習を行う。学生同士が2人でペアとなり、相互にインタビューし合う。このとき、一番初めに聞き、その人が言ったとおりの言葉を真ん中の「したいこと、夢」の欄にまず記入することを促す。その際、勝手に言い換えられたり、自分の言葉と違う書き方をされたらどんな気持ちになるかを想像することも、同時に問いかける。

様々な映画、アニメや歌の中にも、それぞれの主人公が体験するリカバリーのプロセスが表現されている。この演習の後、学生にそれらの例を探してもらい、皆にプレゼンテーションして共有してもらうのもいい。リカバリーのあり方は、年代によって感覚が異なる。教員自身が新しい発見をすることも多い。

ストレングスモデルと問題解決モデル

看護学生は、科学的な思考プロセスとして問題解決モデルとしての看護過程を学ぶ。学生は、問題解決モデルを身につけることだけでも苦労しているのに、そこにさらに対立するかのように見える新しいモデルを教えられたら、当然混乱する。だから教える方法としては問題解決モデルとストレングスモデルを対比させつつも、どんな場合に問題解決モデルが有効で、優先され、逆にどんな場合にストレングスモデルがより有効か、という進め方をする（表2）。

問題解決モデルが有効なのは、ケアの対象者の意識レベルが低下している場合や、対話ができない身体的な状況（鎮静下にあるなど）、感染症や創傷などがある場合だ。

これに対して、ストレングスモデルが有効なのは慢性疾患の患者や高齢者などだ。疾患の完全な治癒や問題の完全解決ということは望めず、何らかの困難や症状があったとしても、それらとつきあいながらも生活を続ける。解決しない問題と向き合いながら、その状況を評価することは、ケア対象者自身も自信を失うことになるし、看護師もまた何も変わらない、変えられないという無力感を持つことにつながる。

そのため、精神疾患や慢性の健康問題では、できないことを医療者が解決するというモデルから、当事者の強みを活かすことで解消するという発想に転換することが必要であることを説明する。

看護計画へのストレングスモデルの応用

これらを学んで臨地実習に出た学生は、ケアプランを立てるときに受け持ち患者

表2　問題解決モデルとストレングスモデルの比較

	問題解決モデル	ストレングスモデル
医療・看護における活用時の特徴は？	⊕急性期における危機を乗り越えるための、迅速かつ的確な問題解決（治療・ケア）ができる ⊕生命を脅かす問題やその可能性をアセスメントし、悪化を防ぐ（予防する）ことができる ⊖問題に焦点化したケアプランは、慢性期・療養期の患者さんの生活を支える際には、そぐわないことがある ⊖患者さんの自信を高めるためには、問題解決モデルは適していない	⊕慢性期や療養期を支える方法として、その人自身の意思・意欲に基づくケアプランが立てられる ⊕場所を限定しない（病院・地域） ⊕その人自身の病気・治療との向き合い方を尊重することで、治療やケアの効果が増す ⊖対話ができない状態にある人（長期間意識がないなど）には難しい（認知症の人には使用できる） ⊖生命の危機にある状況の人（鎮静下にある場合など）には適さない
どんな場合に適切？	＊感染症、創傷など ＊意識レベルが低下している状態の人 ＊急性期（治療やケアが、その人の命を左右する状態）にある人	＊慢性疾患がありつつ生きる人 ＊高齢で病を持ちながら暮らす人 ＊介護・福祉職のケアと看護のケアがともに必要な状態にある人

※それぞれの正確な特徴をとらえるとともに、「どんな場合に適切か」という視点が重要。
それぞれは対立するものではないこと、看護師は双方を適所で使うことを強調する。

さんの「したいこと、夢」を聞くことが自然にできるようになる。実習記録のアセスメントの中に、患者のしたいこと、夢を記入するといい。

学生の場合、客観的なアセスメントも経験したほうがいいため、ストレングス・マッピングシートと並行して従来のアセスメントも行う。しかし、その際に当事者自身による理解と、私たちが情報を得て理解することには、違いが生じていることも意識できるように、折に触れて実習中に指導する。

2 臨床教育の場で実践する

ストレングスモデルは、チームで導入するほうが、力強い。

本項では、ストレングスモデルの知識を共有し、
実践に活かせるスキルを使えるスタッフを育てる教育のコツを紹介する。
教育も「ストレングスモデルで」がポイントだ。

仲間を増やそう
——教えるときも、“ストレングスモデル”で

スーパーバイズの方法——ストレングスモデルの才能あり!

看護師になる前からストレングス・マッピングシートを使った対話を行っていれば、問題解決モデルからストレングスモデルへの切り替えで悩むことはないだろうか。多分、そんなことはないのである。なぜなら、医療の制度そのものが問題解決モデルを前提として組み立てられているからだ。問題解決モデルには利点があって、まずはこの考え方を学ぶことは必要だ。しかし、いったん限界を感じる経験をしたほうがいいかもしれない。新人看護師は、自分がイメージしたような専門家としてのかかわりをしたいと考えるだろう。医療システムに適応するために問題解決モデルを前提として、どんな状況にも対応できるという自信がないぶん、資格をとった自分の「知識」をもとに、魔法のように解決策を提供したいと願いがちだ。その思いはわかるが、それが支援になるかは別だ。

「当事者に聞くことができる姿勢」のほうが、限られた知識をひけらかすよりもずっと専門的な態度であることを新人看護師に伝えよう。

実際に新人看護師に、ストレングス・マッピングシートを使って患者さんや利用者さんと話をしてもらい、どんな経験をしたかを共有してみよう。

そしてこの共有のための話し合いでも、教育担当となった人はぜひ新人看護師と

の対話を楽しもう。「その人の表情はどうだった？」「あなたはどんな気持ちになった？」「発見したことはあった？」「うれしかったことはどんなことだった？」など、新人の気持ちにも焦点を当てる。よい体験をしていたら、それができたことを大いに喜び、「あなたにはストレングスモデルの才能がある」と伝えよう。そして、それを伝えることができる先輩にも、ストレングスモデルの才能が大いにある。

私たちが新人だった頃を思い出してみよう。自分には何もできないのではないか、相手から拒否されるのではないか、なめられているのではないか、信頼されていないのではないかと怖かった。だから、できる看護師になりたかった。相手の話をじっくり聞くなんてまどろっこしいことをするのではなく、てきぱきと指示を出し、それらがすべて聞いてもらえるような。自分の力に不安を持つからこそ湧き上がってくる思いを、同じ看護師として聞いてみよう。その上で、当事者と対話すると、看護師がどんなに楽になるかを伝えよう。自分の体験した気持ちをベースとしたリアルな言葉は、きっと新人看護師の心に届くはずだ。

謝辞

本書は、「リカバリーって、患者さんとの対話っていいよね」という気持ちを共有し、看護師にこそできるストレングスモデルを探す仲間たちにサポートされて生まれた。碧水会長谷川病院の田巻宏之看護部長、後藤優子精神看護専門看護師、多摩在宅支援センター円の寺田悦子理事長、原子英樹所長、中嶋康子所長、日本精神科看護協会の仲野栄業務執行理事、白日会黒川病院の花田政之精神科認定看護師、布川貴弘師長をはじめ、皆様に御礼申し上げたい。日々、筆者と一緒にストレングスモデルを活用した看護教育に取り組んでくれる研究室のスタッフ、角田秋、大橋明子、佐藤鏡、中嶋秀明、深澤舞子の各氏にも感謝したい。そして、ストレングスモデルの舟に乗って文章を紡ぐこの旅に、ずっと伴走してくださった医学書院の米沢弘美さん、雑誌『精神看護』で連載を担当してくださった石川誠子さんにも御礼申し上げたい。

2016年6月

萱間 真美

第２版の謝辞

精神科看護をめぐって発生した、入院患者の虐待や精神科訪問看護の診療報酬不正などの事件を受けて、不適切な対応を防ぎ、人権と当事者の暮らしを守るための様々な取り組みが進められている。

当事者と対話し、そこで語られる物語や経験、将来に向けた夢を大切にし、ともに行動を起こし、試行錯誤を重ねる中で相互に理解を深めることがストレングスモデルを活用した関係性のあり方である。これは、医療における当事者の位置を中心に置き、従来の関係性を根本的に見直すことにつながる。

閉じられた場で誰かをコントロールできる人が強いのではなく、誰かの努力を尊敬し、そのプロセスに寄り添える専門性を持つ人が、精神科看護において真に力を発揮できる人である。私たちの力を、そこに注げればと願う。

動画に出演いただき、生き生きと夢を語っていただいた加賀さんとの時間は、輝いていた。積信会長谷川病院の後藤優子精神看護専門看護師には、電子カルテなどの経験の積み重ねによる、貴重な実践の知恵を提供いただいた。医学書院の高倉葉子さん、米沢弘美さんとともに、動画と書籍をつなぐ挑戦ができたことは新鮮だった。皆様に心より感謝申し上げたい。

このモデルを活用し、専門職としての歩みを続ける仲間に、リスペクトを込めて。

2024年3月

萱間 真美

｜付録｜

ストレングス・マッピングシート

・この付録は、診療・研究のための使用に限り複写あるいはダウンロードしてお使いいただけます。文言や枠の位置などを改変されないよう、ご注意ください。ただし、研究発表や論文にされる際には、二次利用・転載許諾を著者および出版社へ申請いただき、出典を明記することをお願い申し上げます。
・ストレングス・マッピングシートを電子カルテ内で使用される場合は、出版社にご連絡ください。

夢の実現に
役立つ経験

病気によって
起こっていること

受けている治療

私のしたいこと、夢：

これまでの出来事

夢の実現に役立つ
現在の強み

体の状態

月　　日までの目標：

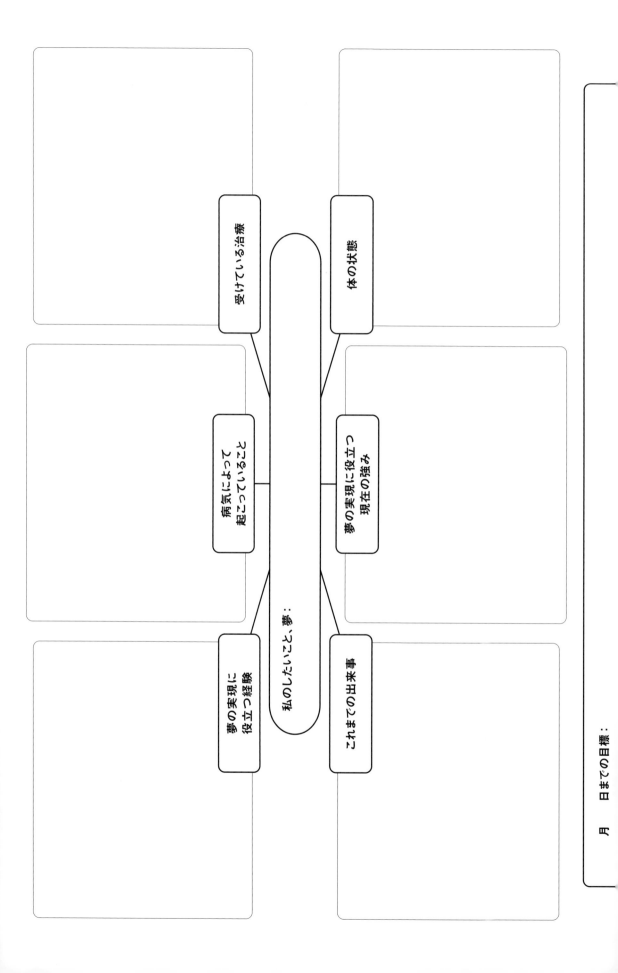

索引

欧文

あ行

か行

さ行

た行

な行

は行

ま行

や行

ら行

わ行

困ったときのINDEX